中医杂病治验录

治验录

叶世龙 著

人民卫生出版社

图书在版编目(CIP) 数据

中医杂病治验录/叶世龙著. —北京:
人民卫生出版社,2015
ISBN 978-7-117-19992-6

Ⅰ.①中… Ⅱ.①叶… Ⅲ.①医案—汇编—中国—现代 Ⅳ.①R249.7

中国版本图书馆 CIP 数据核字(2015)第 041545 号

人卫社官网	www.pmph.com	出版物查询,在线购书
人卫医学网	www.ipmph.com	医学考试辅导,医学数据库服务,医学教育资源,大众健康资讯

中医杂病治验录

著 者:叶世龙
出版发行:人民卫生出版社 (中继线 010-59780011)
地 址:北京市朝阳区潘家园南里 19 号
邮 编:100021
E - mail:pmph @ pmph.com
购书热线:010-59787592 010-59787584 010-65264830
印 刷:北京铭成印刷有限公司
经 销:新华书店
开 本:710×1000 1/16 印张:10 插页:2
字 数:169 千字
版 次:2015 年 5 月第 1 版 2016 年 10 月第 1 版第 2 次印刷
标准书号:ISBN 978-7-117-19992-6/R・19993
定 价:28.00 元

打击盗版举报电话:010-59787491 E-mail:WQ @ pmph.com
(凡属印装质量问题请与本社市场营销中心联系退换)

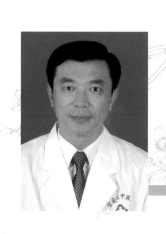

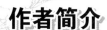

作者简介

叶 世龙,男,1959年11月出生,湖北省洪湖市人,1992年湖北中医学院硕士研究生毕业,尔后执教于武汉科技大学医学院,1994年调入深圳市宝安区中医院,现为该院心脑血管专科主任中医师,广州中医药大学教授,广东省优秀中医临床人才,深圳市中医药学会心血管专业委员会副主任委员,中华中医药学会心病分会常务委员,中华中医药学会中医美容分会副主任委员,中华中医药学会科学技术奖评审专家,《中华中医药杂志》《中国实验方剂学杂志》审稿人。

1999年赴中山大学第一临床学院专修心血管急症,擅长中医、中西医结合治疗心血管病、脑血管病、跨学科疑难杂病,常常以纯中药治疗获效;在中医美容基础与临床研究方面积验颇丰。

科研以抗高脂血症经验方"脂汰清颗粒"为研发对象,主持广东省中医药局、深圳市科技创新委员会、深圳市宝安区科技创新局重点和普通资助课题8项,取得4项科研成果。

学术坚持"不杜撰,不抄袭,编则编,著则著,理论研究必须有自己见解,临床论著一定有病案供查"的治学原则,出版专著《原道中医》《中西医结合诊疗黄褐斑》2部,主编《实用中医美容健身3000方》《须发保健与治疗方》《五官保健与治疗方》《颜面保健与治疗方》《颈、肢、体部保健与治疗方》《头面损容性疾病治疗方》6部,合编(分别任副主编、编委)《中华泌尿男科学古典集成》《中华性药性方大全》《中华性学观止》《实用中医心血管病学》等医著8部,在国家中文科技核心期刊发表学术论文60余篇。文著逾300万字。

先后获中华中医药学会学术著作奖、中华中医药学会科学技术奖、深圳市宝安区人民政府科学技术奖4项。

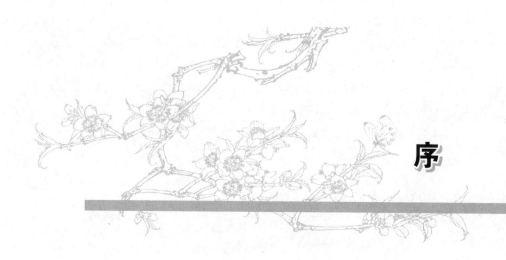

序

　　余徒世龙君，湖北省洪湖市人。其家乃江汉平原腹地，背倚洪湖，面朝大江，无际阡陌，百里荷花，钟灵毓秀，物华天宝。鱼米之乡，亦革命之摇篮也！其人聪颖贤达，将近而立之年，深感中医学术幽微莫测，欲更好服务人民，则必须深造，故于工作之余，以悬梁刺股精神，考取湖北中医学院硕士研究生，从游于余三年。回首往事，其勤奋刻苦治学精神，常令人扼腕赞叹。如做毕业课题时，适逢深秋，天寒气冷，而工作必须昼夜守候实验动物，以观测有关数据，历时二月有余，未曾安寐。工作虽卓有成效，而为此消得人憔悴，由此可见一斑。

　　自调入深圳工作后，与余书信甚密，堪以互勉。今有《中医杂病治验录》示余，得以先睹为快。是书乃其多年临床精粹汇集而成，病属多种，以类相从，杂而有序。分析病证机理，治法方药，皆持之有故，言之成理，机巧过人，诚心血之作也。是书虽非鸿篇巨制，然示人理论联系实际，运筹匠心之奥秘，立法处方之要妙，有胜于前者。或有疑者曰：此非医案类著述？余曰：作如是观者不妨。盖以此类著述，最能表达医者临证之真意，悟性之机括，裨益病家之征验，足以发人智慧。况且他山之石，可以攻玉，断流之水，可以鉴形，竹头木屑，曾利兵家。有感于此，欣然为序。

湖北中医药大学　　梅国强

2011 年　秋

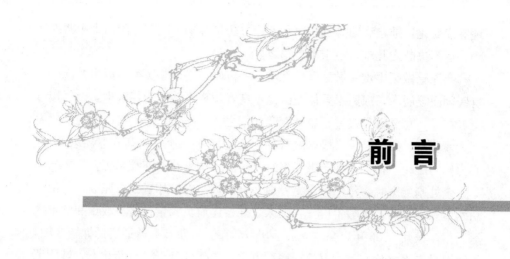

前 言

　　余业医 30 年。1994 年从高校调入深圳市宝安区中医院以来，一直专注于临床，先后做过内外妇儿兼治的急诊全科医生、大内科医生、心脑血管专科医生，近年还致力于中医美容学研究，临床以大内科思维进行跨学科疑难杂病诊疗，在心肌梗死、心绞痛、心律失常、高血压、高脂血症、血栓病、雷诺氏病、眩晕症、耳鸣、失眠、脑梗死、脑萎缩、老年性痴呆、血管性头痛、面神经炎、多灶性运动神经病、周期性瘫痪、重症肌无力、颈椎病、腰椎病、硬皮病、支气管哮喘、过敏性支气管炎、胃黏膜脱垂、胃潴留、上消化道出血、胃及十二指肠溃疡、胆囊炎、胆石症、肠激惹综合征、甲状腺功能亢进症、2 型糖尿病、前列腺增生、阳痿、黄褐斑、痤疮等常见病和重危急症的诊疗上，积验渐丰，诊疗量逐年增多，17 年来累计诊疗患者近 20 万人次。

　　医学乃至精至微之术，恒非事先所能料定，亦非言语所能述尽。余所治疾病有施药一二剂而愈者；有经治数年方使病情改善者；有数病并见，统筹兼治方获疗效者；有身罹数病，难以顾全，治其一而众病瘳者；有遇疑难病症，如顽固性面神经炎案例，头颅矢状面右侧面、舌、鼻、耳麻木不仁 3 年多，历经中西医多方治疗无改善，及余初诊时，亦踯躅良久，不知如何入手，值此之时，唯有不究病名，先据症状，谨守病机，本着有是证用是药的原则治之，乃至病虽治愈，终未能给出正确诊断，证之中西医同仁，亦难确定者；有二病俱现，如本书未载之甲状腺功能亢进症兼黄褐斑案例，制方本治前疾却愈后病者；还有一些罕少疾病，如儿童急性中风偏瘫，竟愈于五剂中药者。其间方药作用于病症之妙，宛若斫轮承蜩，难以一言昭揭。而昶理脉症变化，推敲病因病机，厘定治疗方药，皆毕于顷刻之间，个中曲纵捭阖、运筹决断之几难，唯亲历者知之。

余深感做医生难，做好医生更难。一位好医生应是医德与医术兼优，仅有医德而乏医术，或医术虽佳而医德不良者，皆不能称为好医生。余每接过患者挂号，总觉得是接过了患者生命健康之托。托命之重，焉能马虎？故无问贵贱贫富、病证轻重，概未敢疏忽，尤其争分夺秒抢救重危急症患者时，心力体力之耗损，常常甚于患者当时之病痛，这种感受亦唯亲历者知之。

余处基层医院，每年接诊患者逾万人次，一应诊疗皆独自完成，所记病历均由患者带回，无暇备份。且临床之外，还肩负大量科研、教学和学术撰著工作。尤其 2006 年以来，先后承担省、市、区重点和普通资助课题 8 项，撰写医学专著、论文和读书笔记逾百万字，工作常处于满负荷状态，诚所谓操觚只手，应策多门。亦基于此，许多有价值的医案未能及时录存。本书所辑医案，乃患者病愈或显著改善后回院告知，余匆忙录之，抽空整理成篇；也有一些是余临床跟踪取得显著疗效者。所录医案预先并未定类采收，随遇随录，涉及临床众多学科，貌窥相对较杂，然皆效验确凿，故书名《中医杂病治验录》。

全书载医案 82 则，大致按西医系统疾病类列。每篇医案采取以法带方、以法统病的形式，按一般资料、主诉、现病史、既往史、体格检查、实验室检查（无则省）、其他检查（无则省）、诊断、治疗、按、参考文献（无则省）的体例撰写。其中，按语部分是本书核心所在。一般依次简要介绍西医病因病理、中医所属病证、病因病机与药物功效。具体到个案，则视难易若何、复杂与否，或侧重阐述西医病因病理，或侧重探索中医病因病机与药物功用，有的还需特别阐明相关中药的现代药理作用机制，涉及经方治时病的尚需阐明其证治内在关联，俾读者阅毕该案即明了该病诊疗大体，不必另索他文以佐之。部分医案虽然西医病名、甚至主方相同，但个中或因症异，或因脉殊，而用药稍有差别。古有一药之差功效迥异、药量增减方治立变者。此固为小异，然于余而言，则是临证之时审证求因、审因论治之思辨痕迹，于患者而言，又何非同病异治咸获康复之福祉？故将此类案例同列一处，以便相互参较。

全国老中医药专家学术经验继承工作指导老师、著名中医学者、湖北中医药大学梅国强教授乃余恩师，2008 年 12 月 19 日应邀莅临本院讲学，并在深圳市名中医馆宝安馆授诊，余有幸侍诊，耳濡目染梅老论病疏方，动中肯綮，深感老师虽逾古稀，而诊疗思维之缜密，仍令子夏之徒不能赞一辞。故特选取梅老首诊疗效卓著而续方于余或原病已愈复因他病就诊于余之案例10则，揣度师意增加按语，分列相关类案中，以叙师生情谊，以志学术渊源。

医案本是医者辨证论治思维轨迹的记录，包括诊疗中如何剖析症状、确定诊断、拟定治法、给出方药，特别是理法探索有何新见、方药运用有何新效，经方、成方治疗时病之原理等等。一部好医案，譬如《临证指南医案》，对提高临床诊疗水平通常有较好的引导和促进作用。余本才浅学疏，加以诊冗竟年，忙里偷隙，勉成是役，自难比踪先贤今哲，肤浅、错讹在所难免，恳请读者批评指正。

是书初定稿后承蒙梅国强教授拨冗作序，人民卫生出版社陈东枢编辑在出版过程中付出了辛勤劳动，一并谨致谢忱！

叶世龙

2011 年 12 月 29 日

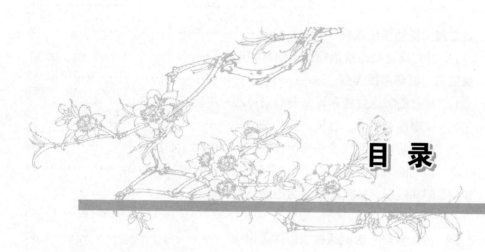

目 录

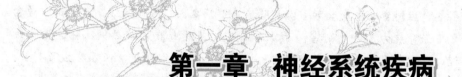

第一章 神经系统疾病

1. 健脾祛瘀化痰法治疗咸凝血脉之血管性头痛

患者男性，38岁，已婚，川菜餐饮业者，住深圳市宝安区西乡街道，重庆市人。2007年8月31日初诊：

【主诉】 头痛1年。

【现病史】 患者近1年来头痛间作，今年7月因皮肤瘙痒口服西药（药物不详）随后出现头掣痛，尔后反复发作，最近每食咸味太过则头痛发作或加重，夜卧不宁，饮食正常，二便调。

【既往史】 有高血压病史，不定时服降压药（药物不详）。

【体格检查】 血压150/100mmHg，面红垢腻，体型硕胖，神经病理未引出，唇色紫暗，舌质淡红，舌苔白稍厚，脉弦。

【其他检查】 既往TCD检查：未见异常。

【诊断】 中医诊断：头痛（咸凝血脉，痰瘀阻络）。西医诊断：1. 血管性头痛；2. 高血压2级，很高危组。

【治疗】 补气健脾，祛瘀化痰。处方：黄芪30g，党参30g，葛根30g，瓜蒌皮15g，法半夏10g，制南星6g，川芎15g，延胡索10g，血竭6g，桑叶10g，石决明30g（先煎），泽泻10g，珍珠母30g（先煎）。5剂，每日1剂，水煎取液100ml，温服，日煎服3次。另口服美托洛尔25mg，1日2次。嘱患者饮食清淡，忌辛咸重味，多饮水。

患者服尽上药即告头痛消失，又照方自取 3 剂巩固疗效。

【按】

该患者系川籍餐饮业者，口味素重，嗜啖辛咸厚味。初次头痛虽系西药引起，后则食咸每发或加重，表明咸是继病之因。咸性凝涩，入肾，少量食之可强肾益力，过量则害。于血脉而言，易致血液浓缩黏稠，脉道挛急细涩，故食则头掣痛。唇色紫暗亦为咸凝血瘀之征。《素问·五脏生成篇》云："多食咸则脉凝泣而变色"，即指此而言。《灵枢·五味论第六十三》释曰："咸走血，多食之令人渴……咸入于胃，其气上走中焦，注于脉，则血气走之，血与咸相得则凝，凝则胃中汁注之，注之则胃中竭，竭则咽路焦，故舌本干而善渴。血脉者，中焦之道也，故咸入而走血矣"。络脉凝泣，元神失养，是以夜卧不宁。胖人多痰湿，面红垢腻，舌苔白厚，乃痰浊内盛之象。故治疗径以黄芪、党参补气健脾，启咸化之机，且甘可中和咸物；复予川芎、元胡、血竭，活血祛瘀通络，开咸去之路；余皆随症即用之品。

2. 燥湿泄浊、平肝熄风法治疗血管性头痛、原发性高血压

患者男性，38 岁，已婚，教师，住深圳市宝安区新安街道，广东省梅县人。2008 年 12 月 19 日初诊于莅临我院讲学的全国名中医、湖北中医药大学梅国强教授：

【主诉】 头晕，头痛 5 个月。

【现病史】 患者近 5 个月来持续头晕，头痛，偶尔胸闷，饮食如常，二便调，眠安。

【体格检查】 血压 160/110mmHg，五官端正，精神疲惫，语声重浊，舌质淡红，舌苔白而略厚，脉弦。

【诊断】 中医诊断：头痛（肝阳挟痰浊上扰）。西医诊断：1. 血管性头痛；2. 原发性高血压 2 级，很高危组。

【治疗】 燥湿泄浊，平肝熄风。温胆汤化裁，处方：法半夏 10g，陈皮 10g，茯苓 30g，竹茹 10g，枳实 20g，石菖蒲 10g，远志 10g，郁金 10g，钩藤 30g，茺蔚子 20g，地龙 10g，怀牛膝 15g，夏枯草 20g。7 剂，每日 1 剂，

水煎取液100ml，温服，日煎服3次。

2008年12月29日二诊：

复诊于余，诉服药后头晕、头痛明显减轻，精神振作，舌脉同前。血压98/72mmHg，生化检查：甘油三酯3.22mmol/L，葡萄糖6.12mmol/L。治疗既效，续上方7剂。

【按】

头痛有外感与内伤之分，通常与风、寒、火、痰、瘀、虚等因素有关。该患者头晕头痛与舌苔白厚、脉弦并见，当是肝阳挟痰浊上扰清空所致，故治以燥湿泄浊，平肝熄风。方中法半夏、陈皮、茯苓、竹茹、枳实即温胆汤去甘草、生姜、大枣之所剩，因本证系痰浊上扰清空，需防其壅阻也，与石菖蒲合用，则共奏温化痰浊之功。夏枯草、钩藤、地龙、怀牛膝、郁金、远志、茺蔚子皆随症之药，总在平肝，通络，止痛，安神。

温胆汤乃梅老常用方，其广泛用于治疗脑梗死、眩晕、耳鸣、耳聋、失眠、精神分裂症、冠心病、胃炎、急性胰腺炎、胆囊炎、月经前后诸症、外阴溃疡、阴道炎等众多疾病，只要证属痰热上扰、痰热中阻或湿热下注者，皆有殊效。

3. 清泄少阳、活血祛瘀法治疗血管性头痛

某男，40岁，已婚，个体业主，住深圳市宝安区新安街道，重庆市人。2008年12月21日初诊于莅临我院讲学的全国名中医、湖北中医药大学梅国强教授：

【主诉】　枕后隐隐闷痛反复10余年。

【现病史】　患者因10余年来枕后隐隐闷痛，若棍击样，经治未愈，刻下仍头痛，饮食正常，二便调，眠安。

【体格检查】　五官端正，语声高亢，舌质淡红，舌苔薄微黄而少津，脉弦缓。

【其他检查】　既往颈椎CT扫描排除了颈椎病。

【诊断】　中医诊断：头痛（少阳经气郁滞）。西医诊断：血管性头痛。

【治疗】　条达少阳，清泄郁热，活血祛瘀。以小柴胡汤化裁，处方：法

半夏 15g，柴胡 10g，郁金 10g，黄芩 10g，栀子 10g，土鳖虫 10g，红花 10g，醋延胡索 10g，茯苓 10g，甘草 6g。7 剂，每日 1 剂，水煎取液 100ml，温服，日煎服 3 次。

2008 年 12 月 31 日二诊：

患者遵梅老嘱咐，找余复诊。云服药后枕后闷痛几近消失，仅偶尔轻度发作，持续暂短即止，欣慰之下，补述长期抽烟，经常咽痒，咳嗽黑黏痰，舌脉同上。

治疗既效，续上方加熟地 15g，连翘 10g，玄参 15g，以清利咽喉，化痰止咳，5 剂，煎服法同上。3 月底患者因感冒来院，告以服药后头痛未再发作。

【按】

梅老谓手足少阳经脉皆上行于头部，凡枢机不利，胆火循经上炎者，皆易上扰头、目、耳等清虚之地，而生头痛诸疾，故从少阳辨证治疗某些头痛也有较好效果。

该患者头痛逾 10 年，当属沉疴。痛在枕后，且语声高亢，脉弦缓，属少阳经气郁滞。盖以手少阳三焦经"其支者从膻中上出缺盆，上项，系耳后，直上出耳上角，以屈下颊至顀。"足少阳胆经"起于目锐眦，上抵头角，下耳后，循颈，行手少阳之前，至肩上，却交出手少阳之后，入缺盆。"其经脉走向显示，枕部亦少阳经脉循行之处，经气郁滞，必会引发头痛。或问：何以仅言少阳头痛而不言太阳、厥阴头痛？盖太阳乃寒水之经，其头痛多系六淫致病，必伴恶寒发热等表症，与少阳头痛终究有别。厥阴以其与少阳经脉相连，脏腑相关，若气机郁结，木火上炎，确可引起头痛，然足厥阴肝经止于巅顶，该患者头痛局限在枕后，其部位到底不同。又《伤寒论》第 377 条载"干呕，吐涎沫，头痛者，吴茱萸汤主之。"所言为寒浊上犯厥阴肝经之头痛，亦与本病有别。既然病属少阳经气郁滞，且久痛必瘀，故治疗应予条达少阳，清泄郁热，活血祛瘀。方中柴胡、郁金、黄芩、栀子、法半夏、甘草皆从小柴胡汤所化裁，意在和解枢机，清泄少阳郁热。土鳖虫、红花、醋延胡索活血祛瘀以止头痛。

4. 益气祛风通络法治疗面神经炎

患者女性，14岁，未婚，学生，住深圳市宝安区新安街道，广东省阳山县人。2007年12月8日初诊：

【主诉】 左侧面部麻木伴口角流涎2天。

【现病史】 患者2天前因天气突然变冷，上学途中被晨风所伤，遂感左侧面部麻木，左口角流涎，左目开合不全，饮食正常，二便调，眠安。

【体格检查】 左侧面部表情肌瘫痪，痛温觉缺失；左侧鼻唇沟变浅，左侧口角下垂，涎唾沿左侧淌下；左眼裂扩大，闭合受限；形体胖；舌质淡红，舌苔白厚，脉缓。

【诊断】 中医诊断：中风——中经络（风痰阻络）。西医诊断：面神经炎。

【治疗】 益气祛风，活血通络。处方：黄芪30g，党参30g，山药30g，葛根30g，苍术10g，防风10g，白僵蚕10g，制天南星10g，白芥子10g，全蝎10g，地龙30g，川芎20g，当归10g，丹参30g。3剂，每日1剂，水煎取液100ml，温服，日煎服3次。

2007年12月21日二诊：

患者近日随家人回乡，未能连续服药，上述症状体征基本无改善。

治疗加强搜剔经络风痰，仍从上方加减，处方：黄芪60g，葛根30g，地龙30g，制天南星10g，白附子6g，白芥子10g，白僵蚕10g，全蝎10g，丹参30g，三七10g，防风10g，白芷10g。5剂，煎服法同上。嘱其不拘时揉按面部肌肉。

2008年1月1日三诊：

患者连续服上药10剂，口㖞已正，饮水闭口不外溢，眼裂缩小，仍有些微闭合不全，患侧面肌已有痛温感觉，舌苔变薄白，脉缓。

目前治疗宜稍作调整，以益气祛风，养血通络为主，上方去有毒之天南星、白附子，以防肝肾损害，加养血之品，调方如下：黄芪60g，葛根30g，地龙30g，熟地15g，白芍10g，当归10g，三七10g，白芥子10g，白僵蚕10g，全蝎10g，防风10g，白芷10g。用法不变，患者续服7剂，诸症悉平，随访未复发。

【按】

西医认为，面神经炎是面神经麻痹，导致表情肌瘫痪，出现以额纹消失、不能蹙眉、口眼㖞斜或闭合不全、鼻唇沟变浅、鼓腮不能等为主要表现的疾病。多因风寒刺激面部血管，或病毒感染，或中耳炎等急性炎症，使血管痉挛，面部神经发生缺血性改变或面神经周围水肿引起。

中医认为，本病属"中风——中经络"范畴。风邪乃致病主因，且常合寒、热、湿邪侵袭颜面。颜面乃手足太阳、阳明经脉分野，手足少阳经脉亦循行其所。该患者于天冷晨行，当系风寒所伤。风性善动，寒性凝敛收引，风寒之邪突袭颜面，易致卫气猝不及防，使营卫失调，气血失和；加上患者系独生子，父母常娇生惯养，厚加姑息，平素体肥懒动，气血原本虚弱，适遇风寒遽侵，与体内痰浊相激，痹阻颜面经脉，使面肌失养，滞缓不收；在风邪窜动下，牵掣经筋，遂致㖞僻垂涎。病机关键在于正虚邪乘。至于肝阳化风、阴虚动风、痰热生风等因素致病者，此仅标因有异，病本仍在正虚。

余体会，益气祛风、活血通络是治疗面神经炎的有效方法，痰湿偏盛者酌与搜剔经络风痰之品，该患者即循此思路进行治疗。方中黄芪、党参、山药补五脏之气，使气盛以祛风活血通络，且可健脾化痰浊。现代药理研究表明，这些药物有较好的增强免疫功能、抗病毒、抗肿瘤等功效，对面神经炎不论是否为病毒感染引起都有较好的防治作用。[1-3]葛根、防风、苍术祛风解表，善散肌表之邪，近年的研究表明，葛根及其提取物具有抗缺氧和抗氧化作用，对多种脏器细胞有保护作用，能显著降低动物血黏度，改善脑缺血损伤家兔血液流变学指标。[4]防风、苍术具有抗菌、抗病毒、消炎、解热、镇痛等作用。[5-6]白僵蚕、制天南星、白芥子、全蝎、地龙祛风止痉，燥湿化痰，尤擅入络搜剔伏痰而通利经脉。其中，白僵蚕醇提物具有明显的抗凝、抗惊厥作用，前者功类水蛭素。[7]全蝎、地龙提取物可抑制血小板聚集，减少纤维蛋白含量，促进纤溶系统活性（优降蛋白溶解时间缩短），增强巨噬细胞活性，从而产生抗凝、抑制血栓形成、促纤溶、提高免疫功能等综合作用。[8-9]天南星有抗惊厥、部分消除肌肉震颤症状、抗凝、镇痛、镇静、消炎、抗氧化损伤等作用。[10]川芎、当归、丹参养血活血，行气祛瘀。由于整个疗程中始终根据病因病机与证候变化调配药物，是以康复迅速。

【参考文献】

[1] 艾连中，吴艳，郭本恒，王荫榆．黄芪多糖的研究进展［J］．山东食品发酵，2008（1）：39～41.

[2] 陈克克．中药党参的研究概况［J］．西安文理学院学报：自然科学版，2008，11（2）：33～39.

[3] 郑晗，龚千锋，张的凤．山药［J］．食品与药，2007，9（11）：74～76.

[4] 刘永录，赵引娣，杨会池．葛根保健作用的化学及药理学基础研究近况［J］．河北中医，2008，30（4）：435～437.

[5] 王林丽，宋志勇．防风的研究进展［J］．中国药业，2006，15（10）：63～65.

[6] 陈炎明，陈静，俞桂新．苍术化学成分和药理活性研究进展［J］．上海中医药大学学报，2006，20（4）：95～98.

[7] 王金华．白僵蚕及白僵蛹活性物质的研究与应用［J］．时珍国医国药，2003，14（8）：492～494.

[8] 雷田香，彭延古，徐爱良．中药全蝎的研究进展［J］．湖南中医学院学报，2006，26（4）：60～61.

[9] 刘秀艳．地龙的药理研究［J］．辽宁中医杂志，2008，35（1）：106～107.

[10] 于强，于洋．天南星化学成分和药理作用研究概况［J］．中医药信息，2007（5）：93～95.

5. 益气和营、祛风豁痰、活血通络法治疗顽固性面神经炎

患者女性，36岁，已婚，物流业主，住深圳市宝安机场附近，湖北省黄冈市人。2006年9月7日初诊：

【主诉】　右侧面、舌、耳麻木3年多。

【现病史】　患者2003年4月下旬无明显诱因，头颅矢状面右侧面、舌、鼻、耳出现麻木不仁，余处感觉正常，冬、春季和夏天冷气开放时患侧皮肤冰凉，咀嚼、吞咽无障碍，曾经多方求医，历三年未愈。饮食正常，二便调，眠安。

【体格检查】　神志清楚，五官端正，口眼开合自如，双眼球转动灵活，听力正常，右侧面部皮肤痛温觉迟钝，舌质淡红，舌苔薄白，脉弦。

综合患者脉症，病变在中医属"中风"无疑，在西医既往有谓面神经炎者，有持否定观点者，余以其罹病已久，姑且以顽固性面神经炎名之。

【诊断】　中医诊断：中风——中经络（气虚脉痹，风痰阻络）。西医诊断：顽固性面神经炎。

【治疗】　益气和营，祛风豁痰，活血通络。予自拟开痹通络汤，处方：黄芪60g，白芷10g，防风10g，白附子5g，制南星10g，桂枝10g，川芎10g，白芍10g，当归10g，大枣10g，生姜10g，炙甘草7g。7剂，每日1剂，水煎取液100ml，温服，日煎服3次。同时，早晚热毛巾熨敷面部，持续半小时以上；白天不拘时揉捏面部皮肤。

2006年9月15日二诊：

患者按上法治疗1周，右侧面部皮温开始恢复，冰凉感明显减轻，触之有觉。舌脉同前。

治疗既已获效，前方去辛温有毒之白附子、制南星，以防久服毒素蓄积，损害肝肾，加白芥子10g，以利气散结，祛经络之伏痰。另加葛根15g、熟地10g、当归10g，以增强养血活血和营之力。2008年4月14日，患者专程带其表妹来治病，特告以按第2次处方就近取药续服20剂，面部麻木完全康复。

【按】

面部麻木3年多，经多方调治不愈，此属疑难病症，不言而知。余初面患者亦不知从何下手。踌躇良久，因思其病在经络无疑，至于始因于何，已无从推导。唯是久病必虚，权衡脉症，其无明显阴、阳、血虚之象，当为气虚。气虚脉络空虚，血行滞缓，最易为内外合邪所中。邪之所中经络者，不外风、痰、瘀也。气虚易为风袭，且"高颠之上，惟风可到"。又头面一侧麻木，实属不仁，证类偏枯，总在营卫不和，虚邪偏客使然，如《灵枢·刺节真邪第七十五》谓："卫气不行则为不仁，虚邪偏客于身半，其入深，内居营卫，营卫稍衰，则真气去，邪气独留，发为偏枯。"基于上述考量，故治以补气活血、祛风和营、豁痰通络之法。以大剂黄芪补气益卫固表，冀其气旺络通血行，则麻木不仁可因之而解。黄芪在方中与相应药物配伍可产生不同侧重的作用。其与炙甘草相伍，可健脾补中，以疏通络脉；与祛风药相合，可益气祛风，坚固藩篱；与涤痰药相配，可补气化痰；与活血祛瘀药合用，可补气通络；其作用甚广，功效殊佳，为方中主药，唯需量大。防风、白芷善散太阳、阳明经络之风邪。白附子、制南星、白芥子燥湿化痰，散结祛风，尤善搜剔阻滞经络之顽风凝痰。川芎、白芍、当归活血祛瘀，通络开痹。桂枝、白芍、大枣、生姜、炙甘草即桂枝汤原方；君以黄芪，尚有《金匮要略·血痹虚劳病脉证并治》黄芪桂枝五物汤、黄芪建中汤之功用。防风、白芷、川芎、炙甘草又具川芎茶调散之雏形。是方功能开剔痹阻，疏通经络，畅通气血，恢复知觉，故余名之为开痹通络汤。

6. 解肌祛风、养血活血、温通经络法治疗多灶性运动神经病

患者男性，39岁，已婚，工人，住深圳市宝安区龙华街道，安徽省芜湖市人。2008年1月14日初诊：

【主诉】　右侧肢体麻木不仁近2年。

【现病史】　患者于2006年4月2日从安徽省芜湖市来深圳务工，途中为汽车窗风所伤，2天后右侧面、上肢、下肢感觉麻木，行走乏力，经多家医院中药、西药包括糖皮质激素、针灸及民间偏方治疗，症状未缓解，失眠多梦，无头痛头晕，饮食正常，二便调。

【体格检查】　血压130/90mmHg，五官不偏，伸舌自如，右侧面部、上下肢痛温觉迟钝，四肢肌力、肌张力正常，舌质淡胖，舌苔白润，脉弦缓。

【实验室检查】　生化28项检查：葡萄糖6.37mmol/L，总胆固醇5.97mmol/L，高密度脂蛋白胆固醇1.03mmol/L，低密度脂蛋白胆固醇3.58mmol/L，余项正常。

【其他检查】　头颅CT检查：未见异常图像。

综合脉症，患者病初当属风寒偏客身半，迁延至今，变为顽风凝痰瘀阻一侧经络。

【诊断】　中医诊断：中风——中经络（风痰阻络）。西医诊断：1. 多灶性运动神经病；2. 高脂血症；3. 2型糖尿病。

【治疗】　解肌祛风，养血活血，温通经络。桂枝加葛根汤合当归四逆汤加味，处方：葛根30g，桂枝10g，白芍10g，当归10g，川芎15g，丹参30g，鸡血藤15g，羌活10g，独活10g，细辛3g，炒白术10g，通草10g，生姜10g，大枣10g，炙甘草10g。5剂，每日1剂，水煎取液150ml，温服，日煎服3次。嘱患者低糖、低脂、清淡饮食。

2008 年 1 月 20 日二诊：

患者服药后右侧肢体麻木不仁开始减轻，痛温觉较前敏感，舌质淡红，舌苔薄白，脉弦缓。药既获效，治不更方，患者续服 20 剂，右侧肢体麻木不仁康复。

【按】

多灶性运动神经病是 Lewis 于 1982 年率先描述，1986 年 Roth G 首先报道的周围运动神经病。病因与发病机制尚不清楚，根据某些患者血清抗神经节苷脂（GM_1）抗体滴度增高，以免疫球蛋白治之症状好转，抗体滴度下降，认为可能与免疫功能有关，但抗原及确切发病机制尚不清楚。[1]GM_1广泛存在于周围神经髓鞘中。电生理证明，抗 GM_1 抗体可以导致周围神经出现多灶性运动神经传导阻滞（CB），而感觉神经传导正常或轻度异常（如麻痹等）；病理检查可见阻滞区有神经脱髓鞘改变。[2-3]激素治疗无效，免疫球蛋白及环磷酰胺治疗有效。临床主要表现为慢性进行性非对称性肢体运动无力，肌肉萎缩，感觉正常或轻度受累。

本病在中医属"中风"范畴，该患者病前有被风邪长时间侵袭史，病后一直以一侧头面肢体麻木、行走乏力为主要表现，结合舌脉征象，其证当属风痰阻滞经络。公历 4 月乃阴历仲春，在北方依然寒冷。风寒伤人之久，易致患侧卫气闭遏，营阴郁滞，营卫不相和谐，不唯气血运行不利，而且风寒外邪循肌表窜入血络之中，易与痰浊搏结，阻滞经络，出现麻木不仁、运动乏力等症。故治以解肌祛风，养血活血，温通经络。方中桂枝加葛根汤即桂枝汤加葛根而成。取桂枝汤解肌祛风，调和营卫，以解太阳肌表之邪；用葛根宣通经气，以解太阳经脉之邪。当归四逆汤乃桂枝汤去生姜，倍用大枣，加当归、细辛、通草而成，功在养血散寒，温通血脉，以祛深伏经脉之冷风痼寒。其中，当归、细辛辛温，一养血和血，一温通表里，善散血分之寒邪；桂枝辛甘性温，善散血分之风邪；通草通利九窍血脉关节，特以之通导痹阻经络之邪，且全方药物亦借其通利之力而无不通矣；倍大枣者，冀其与炙甘草一同敦脾土以御邪，助经脉，和阴阳以调营卫。加川芎、丹参、鸡血藤者，增强其活血通脉之力也。加羌活、独活者，搜剔偏客于上、下肢之顽风沉寒也。

【参考文献】

[1] 蒋荣峰，张光伟，李光勤，等 . 多灶性运动神经病 4 例报告 [J]. 中华神经科杂志，2001，34（3）：167.

[2] Santoro M，Vncini A，Corbo M，et al. Experimental conduction block induced by serum from a patient with anti-GM1 antibodies [J]．Ann Neurol，1992，31：385.

[3] 王延军，钟延丰．多灶性运动神经病电生理诊断的初步研究 [J]．中华物理医学杂志，1998，20（4）：205～207.

7. 补气活血、涤痰益智法治疗脑挫裂伤

患者男性，50 岁，已婚，干部，广东省陆丰市人。2007 年 1 月 19 日初诊：

【主诉】　（患者之妻代诉）头痛头晕 3 个月。

【现病史】　患者于 1 个月前从摩托车上摔下致头颅挫裂伤，当即在陆丰市人民医院住院，行开颅清除颅内血肿术，1 个月后出院在家疗养。现经本院书记介绍，患者之妻专程向余寻求中药治疗，诉患者自受伤后头痛头晕持续至今，神情呆钝，肢体乏力，运动无障碍，纳谷不馨，二便通畅。

【体格检查】　缺。

【其他检查】　外院头颅 CT 扫描：未见颅内血肿，左颞顶部颅骨缺失。

【诊断】　中医诊断：眩晕（气虚血瘀）。西医诊断：脑挫裂伤术后。

【治疗】　补气活血，涤痰益智。处方：黄芪 60g，党参 60g，白术 10g，茯苓 10g，当归 10g，赤芍 10g，川芎 10g，田七 6g，柴胡 10g，石菖蒲 10g，郁金 10g，蔓荆子 10g，炙甘草 9g。每日 1 剂，水煎取液 150ml 温服，每日煎服 3 次。

2007 年 1 月 26 日患者之妻来电诉：患者服药后头痛头晕缓解，精神振作，神情不再呆钝，纳食转旺。遂嘱其续服上药，以巩固疗效。

【按】

脑挫裂伤后髓海为其撼动，"元神之府"亦必因之受损，气虚、血瘀、痰蒙等症状自然混杂而至。故治以补气活血，涤痰益智，方中黄芪、党参、白术、茯苓、炙甘草健脾益气，俾中气先旺，元气自复。当归、赤芍、川芎、田七养血活血祛瘀，使积瘀得去，新血得生，脉道通畅。柴胡、石菖蒲、郁金、蔓荆子豁痰益智利头目。短期虽已获效，但毕竟脑海重创，仍需

假以时日，持续将养调治。

8. 补气活血、清热熄风、化痰通络法为主治疗脑梗死

患者女性，52 岁，已婚，家务，住深圳市宝安区新安街道，广东省海丰县人。1998 年 5 月 31 日初诊：

【主诉】 右侧肢体麻木不遂，伴舌强语謇，上唇左喎 1 天半。

【现病史】 患者于 1998 年 5 月 30 日中午在家做饭时，突感右侧肢体麻木，持物落地，运动受限，伴语言不利，头晕心慌，其子即送至附近个体诊所就医（诊断、用药不详），疗效不显，症状加重，延至今晚 9 时许，转来我院急诊就诊，即行头部 CT 扫描，无异常发现，但早期脑梗死不能完全排除。急诊遂以"脑梗死"收入内科病房。入院时，患者右侧肢体麻木不遂，舌强语謇，失眠，心慌，饮食如常，口微渴，便秘，溲黄，无头痛、头晕、昏仆、抽搐等症。

【既往史】 有高血压病史，长期口服尼群地平片 10mg，1 日 3 次。

【体格检查】 血压 158/90mmHg，神清，精神不振，面色红赤，形体肥胖，眼球运动自如，鼻唇沟浅平，上唇左喎，张口伸舌不全，颈软，肝颈回流征阴性，双肺呼吸音清，心率 46 次/分，节律齐，右侧上下肢感觉缺失，肌力 0 级，肌张力低，右侧膝腱反射较左侧弱，舌质淡红，舌体胖瘦适中，舌边及舌面无瘀点、瘀斑，舌底脉络红活，舌苔薄白而润，脉弦。

【诊断】 中医诊断：中风——中经络（气虚痰阻，风阳上扰）。西医诊断：1. 脑梗死；2. 高血压 3 级，很高危组。

【治疗】 标本兼治，法宜补气活血，清热熄风，化痰通络。补阳还五汤化裁，处方：黄芪 40g，地龙 30g，赤白芍各 15g，当归 10g，川芎 8g，天麻 10g（另炖），钩藤 20g（后下），菊花 10g，夏枯草 10g，生大黄 10g（后下），酸枣仁 10g，胆南星 10g。3 剂，每日 1 剂，水煎取液 100ml，温服，每日煎服 3 次。

另予 5%葡萄糖 250ml、灯盏花 30ml、25%硫酸镁 7.5ml，低分子右旋糖酐 500ml，5%碳酸氢钠 200ml，静滴，每日 1 次；纳洛酮 0.4mg，静注，每日 2 次；同时口服肠溶阿司匹林 50mg，每日 1 次，卡托普利片 25mg，每

日 2 次。

1998 年 6 月 4 日二诊：

经用上药治疗，患者症状迅速好转，右侧下肢已能自由运动，感觉及肌力、肌张力恢复正常，张口伸舌自如，语言流利，上唇左喝有所减轻，心慌、口渴缓解，眠安，纳谷正常，大便通畅，每日 1 次，小便淡黄，唯右侧上肢麻木不遂同前，血压 120/75mmHg，心率 59 次/分，律齐，舌质淡红，舌苔薄白，脉缓。入院检查回报：心电图：窦性心动过缓，左心室高电压。心脏彩超：左房左室增大，主动脉根部增宽，左室壁各节段不增厚，活动正常，二尖瓣前叶曲线 A 峰大于 E 峰，提示为高血压性心脏病，左室顺应性差。电解质：钾 3.63mmol/L，钠、氯、钙正常。肝功能、肾功能、血脂及三大常规均正常。6 月 3 日再次头部 CT 扫描，报告：左侧脑室及部分基底节区梗死。基于诊断已经明确，治疗宜加强益气、祛风、化痰、通络，上方去当归、川芎、夏枯草，黄芪加至 60g，大黄减为 8g，另加三七 8g，白附子 10g，全蝎 10g。3 剂，煎服法同前。余药不变。

1998 年 6 月 7 日三诊：

患者右上肢麻木不遂已渐向好，现能缓慢旋转屈伸，并可做握捏动作，肌力 Ⅳ 级，肌张力正常，上唇轻微左喝，眠安，纳旺，二便如常，血压 128/75mmHg，心率 55 次/分，节律齐，舌质淡红，舌苔薄白，脉缓。今起停用卡托普利，改用硝苯地平（心痛定）10mg，1 日 3 次，口服。中药守 6 月 4 日方去大黄、酸枣仁，黄芪加至 90g，地龙加至 50g，另加土鳖虫 10g，白僵蚕 10g。3 剂，煎服法同上。余药同前。

1998 年 6 月 10 日四诊：

患者右上肢已能自由运动，唯握力较弱，上唇左喝同上，昨晚失眠，血压 150/82mmHg，心率 57 次/分，节律齐，舌脉同上。中药宗上方去天麻、钩藤、菊花，加珍珠母 30g，夜交藤 20g，羌活 10g。3 剂，余药同前。

1998 年 6 月 13 日五诊：

患者右上肢运动功能进一步康复，唯握力及上唇左偏无明显变化，仍失眠，饮食、二便如常，血压 135/75mmHg，心率 58 次/分，律齐，舌脉同上。今起停用所有针剂及片剂，纯用中药汤剂治疗，上方去珍珠母、夜交藤、羌活，加茯苓 30g，远志 10g，建曲 10g。3 剂，煎服法不变。另复查头部 CT 和心电图。

1998 年 6 月 16 日六诊：

　　患者右上肢运动自如，握力较前有所改善，上唇左㖞已不明显，血压128/75mmHg，心率58次/分，节律齐，舌质淡红，舌苔薄白，脉缓。头部CT扫描：左侧脑室旁及部分基底节区栓塞与6月3日CT片对比有显著吸收好转。复查心电图：窦性心动过缓。应患者要求，今日出院转门诊治疗。

　　患者出院后宗上方进退20余剂，诸症尽失，右侧肢体运动自如，右手持物几如常人，唇㖞亦正，鼻唇沟轮廓分明，血压稳定，心率仍然缓慢。随访迄今未复发。

【按】

　　中风乃中医疑难重症之一，其病因病机颇为复杂，概要言之，不外虚（气虚、阴虚）、火（肝火、心火）、风（肝风、外风）、痰（风痰、湿痰）、气（气逆）、血（血瘀）六者，然单一致病者稀少，相兼合邪者恒多。患者年逾半百，其气虚、肝肾阴虚皆属难免；劳作不息，更易耗损气精；加上形盛体丰，痰浊蕴生。阴亏于下，阳亢于上，肝阳化风，风阳挟痰浊上扰，在气虚脉络空虚基础上，风痰乘隙闭阻一侧经络，风阳挟痰浊上扰，故见一侧肢体麻木不遂。正如《灵枢·刺节真邪第七十五》所云："虚邪偏客于身半，其入深者，内居营卫，营卫稍衰，则真气去，邪气独留，发为偏枯。"风痰阻于头面经络，经隧不利，故口唇㖞斜，鼻唇沟浅平，张口伸舌不全。气虚血滞，舌本失养，故舌强语謇。气阴不足，神失充养，故失眠、心慌、精神不振。风阳扰于头面，故面色红赤。阴亏阳亢，津液被烁，故口渴、便秘、尿黄。舌质淡红，舌苔薄白而润，为气虚痰浊内滋之象，脉弦乃风痰闭阻经络之征。其证总属本虚标实，治当标本兼顾。余体会，治疗此类病证，常常治本重于治标，补虚即为祛实；早期治疗，易收捷效，久延失治，每难康复；病变早期，除却阳虚寒盛者，无论有无腑实之证，皆宜短期选用大黄之属通腑去实，有降低颅内压、阻止病情逆变为中脏腑的作用；治疗之中，无论有瘀无瘀，皆宜酌用赤芍、当归、川芎、田七之类，取其活血行滞以通经络，而非欲其祛瘀也；同时注意选用虫类入络搜剔风痰之品。至若证合补阳还五汤者，黄芪、地龙用量宜大，量小无功，本病案中黄芪由40g渐加至90g、地龙由30g渐加至50g，即缘乎此。

　　西药抗血小板、抗凝、溶栓、扩张血管及血液稀释剂等，乃目前治疗脑栓塞的常用药物，究其功效，则与活血化瘀、化痰通络中药制剂大体相似。故临床在以中药治疗为主的同时，亦可酌情选用，以增强疗效。余近年常以大剂云南灯盏花加小量硫酸镁，治疗缺血性心脑血管疾病，发现能较好地缓解症状；前者主要扩张血管，对抗因栓塞而致之缺血、缺氧，后者能扩张血管、降低血压，二者一中一西，合用之后，似有协同作用。低分子右旋糖酐及5％碳酸氢钠等用于溶解脂肪栓子，始于晚近，虽然对其作用有持怀疑甚至否定看法者，但在尚未筛选出疗效确凿的西药之前，临床仍可权宜用之。[1-2]近年研究证明，[2]脑缺血的病理与内源性阿片样肽有关，其拮抗剂纳洛酮用于治疗急性脑栓塞，它能通过血脑屏障，改变细胞膜的Ca通路，影响脂质过氧化物及抗氧化剂的作用，阻止去甲肾上腺素对脑动脉的收缩，高浓度时使血管扩张，并增加脑血流量，又能防止脑水肿。余试用于临床，认为此说不诬，但对其客观评价，尚需进一步积累临床资料。

【参考文献】

[1] 陈国伟. 现代急诊内科学 ［M］. 广州：广东科技出版社，1997：666.

[2] 谭新洪，黄震东. 现代内科治疗学 ［M］. 广州：广东科技出版社，1997：910.

9. 补气活血、通络利水法为主治疗脑梗死、脑萎缩、颈椎病、高脂血症、2型糖尿病之眩晕

患者男性，72岁，已婚，家中闲养，住深圳市龙岗区布吉街道，广东省揭西市人。2007年10月10日初诊：

【主诉】 头晕、左侧上下肢运动乏力5个月。

【现病史】 患者于今年5月中旬开始出现头晕，呕吐，伴左侧上下肢运动迟缓乏力，曾经中医、西医及民间偏方治疗，头晕始终未能缓解，夜间小便及早晨起床时晕剧，运动后稍微减轻，无头痛，眠安，饮食不旺，大便不干而排便不爽，夜尿频数。平素喜坐懒动。

【既往史】 有2型糖尿病史（用药不详）。

【体格检查】 血压130/90mmHg，老年面容，精神萎靡不振，语声低弱，语言欠流畅，体态壮硕肥壅，五官无明显㖞斜，左侧上下肢肌力Ⅲ级，双下肢踝关节周围肿胀，按之轻度凹陷。舌质淡红，舌苔薄白，脉缓弱。

【其他检查】 2007年10月10日头颅CT扫描：右侧基底节区、脑干多发小腔隙性梗死，老年性脑萎缩。颈椎CT扫描：C_{5-6}～C_{3-4}椎间盘向后正中突出，C_{5-7}小椎体骨质增生，椎小关节退行性改变，前纵韧带钙化。

【诊断】 中医诊断：眩晕（气虚血瘀）。西医诊断：1. 脑梗死；2. 脑萎缩；3. 颈椎病。

【治疗】 宜重剂补气活血通络。处方：黄芪 60g，党参 60g，地龙 60g，葛根 30g，川芎 12g，丹参 30g，血竭 5g，三七 6g，牛膝 10g，鸡血藤 15g。3 剂，每日 1 剂，水煎 3 次，混合煎液，每次取液 100ml 温服。查生化 28 项、凝血 4 项。

2007 年 10 月 12 日二诊：

服完 3 剂，患者今早起床头晕已止，仅感上肢轻微麻木，大便干结，踝关节周围仍肿胀，舌质淡红，舌苔薄白，脉由缓弱转弦（此系脉气转强之象）。

生化 28 项回报：谷丙转氨酶 79U/L，血清 γ 谷氨酰转肽酶 122U/L，空腹血糖 7.21mmol/L，谷草转氨酶 60U/L，甘油三酯 2.66mmol/L，高密度脂蛋白胆固醇 1.03mmol/L，余项正常。

凝血 4 项：血浆纤维蛋白原 5.326g/L，余项正常。

补充西医诊断：1. 高脂血症，2.2 型糖尿病。

治疗 10 月 12 日方加当归 10g，赤芍 20g，桑枝 30g，火麻仁 40g，以加强活血通络，润肠通便。3 剂，煎服法同上。

2007 年 10 月 15 日三诊：

服药后头晕继续减轻，双脚微肿。舌脉同上。

目前治疗宜加强活血利水消肿，上方去赤芍，以防寒凉滞血，加茯苓皮 30g，泽兰 20g。3 剂，煎服法同上。

2007 年 10 月 18 日四诊：

患者起床仍有轻度头晕，运动后消失，双脚连踝仍浮肿，舌质红，舌苔薄白，脉缓。

上方加蒲黄 20g，茯苓皮加至 40g。处方：黄芪 60g，党参 60g，葛根 30g，川芎 12g，丹参 30g，血竭 6g，当归 10g，三七 6g，牛膝 10g，蒲黄 12g，泽兰 20g，鸡血藤 15g，地龙 60g，益母草 45，茯苓皮 40g。连续服药 10 剂。

2007 年 10 月 30 日五诊：

头晕偶尔发作，轻微短暂，下肢肿胀消失，舌质淡红，舌苔薄白，脉弦缓。

治疗上方去蒲黄，加山药 30g，茯苓皮易茯苓 50g。5 剂。

复查血糖、血脂、心功能、肾功能。

2007年11月2日六诊：

双下肢水肿消退，舌脉同上。

空腹血糖10.13mmol/L，总胆固醇5.89mmol/L，甘油三酯4.47mmol/L，高密度脂蛋白胆固醇0.83mmol/L，余项正常。

治疗前方去鸡血藤，加牡蛎40g，以咸寒软坚，通络镇心。5剂。

2007年11月8日七诊：

近2天右足大趾肿痛，补述有痛风史，微觉头晕，眠安，饮食、二便正常，右足背轻度肿胀，左足不肿。舌质淡红，舌苔薄白，脉弦缓。

综合以上诊查结果，患者的疾病按西医分类有：1.脑梗死；2.脑萎缩；3.颈椎病；4.高脂血症；5.2型糖尿病；6.痛风。

治疗守11月2日方5剂。同时口服二甲双胍片0.5g，秋水仙碱片1mg，均1日3次。

2007年11月13日八诊：

患者服药至今，头晕未再发，夜间起床亦不晕，双脚肿胀消失，右脚大趾肿痛亦止，精神转佳，唯语言不甚流畅，舌质淡红，舌苔薄白，脉缓。血压130/80mmHg。

上方去血竭，加菖蒲10g，郁金10g，益智仁10g，以豁痰醒脑益智，服药6剂病瘥。尔后复按上方加减续服30剂，病情未再反复。

【按】

这是一个以头晕、肢体运动乏力、下肢水肿为主要表现的案例，西医关于眩晕的病因大致有：耳源性，眼源性，神经源性，脑干疾病，小脑疾病，大脑疾病，颈椎病，颈肌病，心血管病，神经官能症，全身中毒性、代谢性疾病，感染性疾病，头部外伤等。该患者虽然病谱有6种之多，但病理变化的关键在于老年循环功能障碍。脑供血供氧不足，则头晕；周围循环不良，远端静脉回流受阻，加以年迈体壅懒动，故下肢水肿。

中医关于"眩晕"的病因病机早在《黄帝内经》就有精辟论述，如《灵枢·口问》云："上气不足，脑为之不满，耳为之苦鸣，头为之苦倾，目为之眩。"《灵枢·海论》云："髓海不足，则脑转耳鸣，胫酸眩冒，目无所见，懈怠安卧。"《素问·至真要大论》云："诸风掉眩皆属于肝。"其中的"上气不足"，余认为，从人体部位而言，应指头部元气不足，这是相对于人体中、下部位而言，类似于今之脑缺氧；另外，也可理解为上行于脑之气不足。显然，《内经》认为眩晕是上气不足、髓海不足和肝风内动所致，后之医家在此基础上不断探索，进一步丰富了其病因病机内涵，其中，对后世临床影响颇大的当推金·刘完素之风火相搏而眩运、元·朱丹溪之"无痰不能作眩"、明·张景岳之"无虚不能作眩"，而后《证治汇补·眩晕》又谓"有因火、因痰、因虚、因暑、因湿"及"血虚"者，《临证指南医案·眩晕门》华岫云指出"有挟痰、挟火、中虚、下虚、治胆、治胃、治肝之分。"概要言之，古代医家认为"眩晕"之病因病机不外气血不足、精髓亏虚、肝阳上亢以及痰湿、痰火作祟。

该患者病变主要责之气虚血滞。气是构成人体和维持人体生命活动的基本物质，人体的气禀承于先天精气，赖后天水谷精气和自然界清气充养，具有推动、温煦、防御、固摄、气化等综合作用。人体的气虽有元气、宗气、营气、卫气之分，但都运行在脏腑经络之中，构成"脏腑之气"、"经络之气"。而"脏腑之气"尤以脾胃之气亦即中气最为关键，因人体气血津液的化生和生命活动的存在，都赖脾胃运化的水谷精气充养，故脾胃实乃"后天之本"而为气之枢。患者年迈古稀，脏气虚损自然渐成。脾气一虚，纳运必减，中气先亏，他脏后继。上不足以升清、充脑、养神、益肺，加以夜间阳气偃敛，黎明早晨清阳未及展旺，故头晕常在夜间和早晨增剧，并见精神萎靡不振，语声低弱不利。中不足以运化饮食水谷，脾胃升降反作，推运糟粕不力，故见呕吐，大便不爽或干结，"脾病不能为胃行其津液，四肢不得禀水谷气，气日以衰，脉道不利，筋骨肌肉皆无气以生"，故肢体臃肥，运动滞缓乏力，喜坐懒动。下不足以培植肾中精气，致肾之蒸腾气化无能，加上脾自身运化水液不及，脾肾气虚累及心气推动血行不力，复令血行滞缓，血还为津，沉积于下，故见下肢肿胀凹陷，夜尿频数。舌质淡红，舌苔薄白，脉缓弱，俱为气虚之征。

基于病在气虚血滞，故治以重剂补气活血通络之剂。方中黄芪、党参、山药皆为补气之品，其中，黄芪甘温，党参甘平，同归脾、肺经，以补脾肺气虚为主，《珍珠囊》谓："黄芪甘温纯阳，其用有五：补诸虚不足，一也；益元气，二也；壮脾胃，三也；去肌热，四也；排脓止痛，活血生血，内托阴疽，为疮家圣药，五也。"《日华子本草》谓黄芪还可"壮筋骨，长肉，补血。"《本草正义》谓："党参力能补脾养胃，润肺生津，健运中气，本与人参不甚相远，其尤可贵者，则健脾运而不燥，滋胃阴而不湿，润肺而不犯寒凉，养血而不偏滋腻，鼓舞清阳，振动中气，而无刚燥之弊。"山药甘平，黏稠多液，宜生用之，能益气养阴，滋润血脉，平补脾肺肾，其补脾土即实后天之本，以充先天之肾元也，脾肾气旺，髓海得养，头晕自止。地龙味咸，善走经脉，软坚通络，钻通闭塞；性寒下行，又善平肝清热，扩管利尿，使痹阻之经脉气血再通。葛根甘、辛，性平，归脾、胃经，不仅可发表解肌，清热生津，现代药理研究证明尚有较好的扩张血管、改善血供，降低血黏度的作用。川芎、当归、丹参、鸡血藤、血竭、三七、牛膝、生蒲黄、泽兰、益母草，俱为活血祛瘀通络之品。其中，川芎、当归气香味辛，性温走窜，与丹参、鸡血藤相并，其力上升下降，内透外达，无处不至，尤擅引清轻之气上达于脑；而牛膝、生蒲黄、泽兰、益母草则专于下行，活血祛瘀之同时，能行水消肿，对人身胸腹、下肢瘀血水肿尤有殊效。茯苓皮甘淡性平，功同茯苓，能利水消肿，尤擅消皮下水肿，引在皮之水回输于脾，上达于肺，复循三焦水道下注膀胱，排出体外。综观诸药，总在扶正补气以匡其虚，祛瘀通络以利其脉，活血行水以消其肿，元气复，血脉利，皮水去，故其病瘳。

10. 补气养血、活血通络法为主治疗脑梗死后脑软化、脑萎缩、颈椎间盘突出症、高血压

患者女性，72 岁，已婚，家中闲养，住深圳市龙岗区布吉街道，广东省揭西市人。2008 年 4 月 4 日初诊：

【主诉】 头晕项强反复 5 年，加重半月。

【现病史】 患者 5 年来头晕间作，项强，近半月症状加重，饮食正常，二便调，眠安。

【体格检查】 血压 154/94mmHg，四肢运动无障碍，神经病理未引出，舌质淡红，舌苔薄润，根部稍厚，脉弦。

【实验室检查】 血常规：未见异常。

【其他检查】 头颅 CT 扫描：右额顶叶软化灶形成，左额叶小片状低密度影，老年性脑萎缩。

颈椎 CT 扫描：C_{5-6}、C_{6-7} 椎间盘向后正中突出，C_{2-7} 椎体骨质增生。

【诊断】 中医诊断：眩晕（精气亏虚）。西医诊断：1. 脑梗死后脑软

化；2. 脑萎缩；3. 颈椎间盘突出症；4. 原发性高血压2级，很高危组。

【治疗】 补气养血，活血通络。处方：黄芪30g，党参30g，葛根30g，丹参30g，川芎15g，三七10g，地龙30g，茺蔚子10g，蔓荆子10g，白芷10g，熟地黄15g，白芍10g。5剂，每日1剂，水煎取液100ml，温服，日煎服3次。

2008年5月4日二诊：

患者因路途较远，不胜车驾，在附近药店照方取药，持续服用1个月，头昏眼花明显好转，项强稍有减轻，舌质淡红，舌苔薄白，脉弦。

上方去茺蔚子，加秦艽10g，桑寄生15g，以祛风湿，补肝肾，缓解颈椎间盘突出引起的项强。10剂，每日1剂，煎服法同上。

2008年5月27日

患者照方服药20剂，头晕消失，项强转为项背拘急，此颈椎间盘突出所然，亦是眩晕发作之因，今眩晕既止，则转治其致病之因，即所谓治本也。宜补气益肾，活血舒筋。

处方：黄芪30g，党参30g，葛根30g，桑寄生15g，杜仲15g，川芎15g，鸡血藤15g，丹参30g，赤芍15g，当归10g，红花10g，生地黄15g，三七10g。每日1剂，水煎服。患者服至15剂，项背拘急缓解。

2008年10月27日其子延余为亲戚诊治，特告以服尽上药，至今已5个月，神清气爽，病未再发，血压恢复至正常范围。

【按】

患者年逾古稀，气血阴精俱虚、筋骨懈惰已在不言中。气虚化生不及，脏腑功能失健，元神清气匮乏，髓盘固密无能；阴虚精血不足，心肾既济乏源，肢体筋骨失养，脑髓补充枯竭，是以眩晕作矣。此即《灵枢》所谓"上气不足，脑为之不满，耳为之苦鸣，头为之苦倾，目为之眩"也。特是头晕眼花与项背强急并见，脑髓萎化与颈椎间盘突出俱病，以其耄耋之躯，治当先脑后脊，而精气不足实为病变之本，故治疗始终以黄芪、党参、葛根、川芎、三七、丹参、地黄、芍药为基础药物，补气养血，活血通络，以固其本，培其元；早期加茺蔚子、蔓荆子、白芷祛风清利头目，以止晕眩；晕止复加桑寄生、杜仲、鸡血藤、当归、红花补肝肾，强筋骨，活血通络，以缓解颈椎间盘突出之项背拘急。本标既分，缓急有序，治之以恒，是故病愈。

11. 息风涤痰通络法为主治疗脑梗死、高血压致中风中经络

患者男性，72 岁，已婚，家中闲养，住深圳市宝安区福永街道，深圳市人。2006 年 10 月 17 日初诊：

【主诉】 上唇左㖞 4 天。

【现病史】 患者于本月 13 日 9 时左右在酒楼吃早餐时突然上唇左偏，语言不清，立即送某人民医院住院治疗，当时血压 172/145mmHg，四肢运动无障碍，饮食、二便正常，神清，否认头痛头晕，该院予西药（用药不详）对症治疗病情无缓解，遂就诊于余。目前症状如上。

【既往史】 素体健康。

【体格检查】 血压 164/68mmHg，双眼闭合自如，上唇左偏，鼻唇沟变浅，伸舌右偏，四肢肌力Ⅳ级。舌质淡红，舌体胖瘦适中，舌苔中根部白厚，脉弦。

【其他检查】 头颅 CT 扫描：双侧基底节区、丘脑多发腔隙性梗死。

【诊断】 中医诊断：中风——中经络（肝风挟痰阻络）。西医诊断：1. 脑梗死；2. 高血压 3 级，很高危组。

【治疗】 熄风涤痰通络。处方：葛根 30g，白芥子 15g，制南星 5g，赤芍 15g，珍珠母 30g，煅龙骨 15g，煅牡蛎 15g，黄芪 30g，全蝎 10g，白附子 6g，白僵蚕 15g，川芎 15g，丹参 30g。3 剂，每日 1 剂，水煎，由本院中药汤剂制剂室按标准机械煎煮，塑料软袋真空包装，每袋 150ml，每日 3 次，每次 1 袋，温服。另用丹参注射液 30ml 加入生理盐水 250ml 中静脉滴注，每日 1 次；松林血脉康胶囊 2.0g，每日 3 次，口服；缬沙坦胶囊 80mg，每日 1 次，口服。查生化 28 项。

嘱患者清淡饮食，经常揉按面部肌肉，以助其瘫痪经络再通。

2006 年 10 月 18 日二诊：

患者语言较昨天清晰、流利，血压 136/64mmHg，余症同上。生化 28 项报告：葡萄糖 7.6mmol/L，余项无异常。补充西医诊断：1、2 型糖尿病；治疗丹参注射液加至 40ml，余药续上不变。嘱患者低脂低糖清淡饮食。

2006 年 10 月 21 日三诊：

患者唇喝几正，伸舌稍微右偏，血压 126/60mmHg，舌质淡红，舌苔薄白，脉缓。今起停用缬沙坦胶囊；中药上方去白附子，以减其毒性损害，加地龙 30g，以强化通络作用，5 剂，用法同上；余药续用。

2006 年 10 月 26 日四诊：

患者按上述方案治疗，至 24 日唇舌俱正，语言流利，四肢运动矫健，舌脉同上。今起停用针药及松林血脉康胶囊，单以上方随症加减调理善后，巩固疗效，防止复发。

【按】

余曾言，中风有因于气虚、血瘀、痰滞而致者。其中，气虚是本，痰瘀为标。气虚导致血行滞缓瘀塞、流痰壅遏脉络；痰瘀形成之后，阻塞脉道，复加重气虚。三者之间常常相互影响，恶性循环。此中风病因病机之一种情形。而另有风、痰、瘀相兼致病者。乃肝风内动，挟流痰上窜脑腑，壅阻络脉，络脉被阻，瘀必兼矣，该患者即是也，故治以熄风涤痰通络。方中珍珠母、煅龙骨、煅牡蛎、全蝎、白僵蚕镇肝熄风，通络散结，以开经络之梗塞；全蝎、白僵蚕与制南星等相配，又具牵正散之雏形，有较好的熄风止痉化痰作用。白芥子、制南星、白附子功善入络搜剔经络伏风流痰；白附子与全蝎、白僵蚕相合即牵正散，是专治中风口眼喝斜之效方；只是白附子、南星有毒，故小制其剂，不提倡久服。葛根、赤芍、川芎、丹参活血祛瘀通络，可降低血黏度，改善微循环，增强血管弹性。黄芪补气，可提高脑组织耐缺氧能力、保护神经细胞，且能调控血脂、血糖，防止动脉硬化形成。由于制方目的明确，用药精专，药入体内犹沸汤溶冰，重波涤垢，故收效迅捷。余体会，中医治疗缺血性脑血管疾病有较强的优势，只要辨证仔细，用药得当，一般会收到较好的疗效。

12. 补气活血通络、豁痰醒脑益智法治疗脑梗死、2 型糖尿病、原发性高血压致中风偏瘫

患者女性，84 岁，已婚，住深圳市福田区，广东省阳山县人。2007 年 11 月 18 日初诊：

【主诉】 语謇、右侧上下肢瘫痪 6 个多月。

【现病史】　患者于今年5月突然右侧上下肢瘫痪，语言謇涩，发病后入住深圳市某医院，诊断为"脑梗死"，住院期间瘫痪、语謇等症状无改善，其家人以患者年高难复，遂出院转送宝安区某老人疗养院养护。现在症：右侧上下肢瘫废不用，口角流涎，纳谷不馨，大便干结，小便通利。

【既往史】　有高血压、2型糖尿病（用药不详）。

【体格检查】　血压：162/104mmHg，伸舌不利，语言含混不清，右侧上下肢肌力0级，左侧上下肢肌力Ⅲ级，压舌板下舌质淡红、舌苔薄白，脉弦缓。

【诊断】　中医诊断：中风—中经络（气虚血滞，元神失养）。西医诊断：1.脑梗死；2.2型糖尿病；3.原发性高血压3级，很高危组。

【治疗】　补气活血通络，豁痰醒脑益智。处方：黄芪60g，党参60g，葛根30g，地龙60g，赤芍10g，川芎12g，丹参30g，三七6g，鸡血藤30g，生地黄20g，红花5g，益智仁10g，郁金10g，石菖蒲6g。4剂，因住疗养院煎药不便，取免煎中药（广东一方制药有限公司生产），每日1剂，开水250ml冲化，每2小时鼻胃管饲入50ml。同时嘱陪人给患者持续服用自备降压、降糖药。

2007年11月25日二诊：

其女婿代诉服上药后口角流涎止，患者肢体运动较前有力，精神较前振作。治疗既已获效，上方加山药30g，怀牛膝20g，当归10g，续进5剂。尔后其家人因患者住处离家较远，探视不便，复取药10剂，服药后病情进一步好转。

【按】

该患者系耄耋老妪，其病变颇合动脉粥样硬化性脑梗死之特征，后者的基本病因是动脉粥样硬化，使脑血管管腔狭窄或闭塞，脑供血不足或动脉血栓形成，引起局部脑组织缺血坏死。糖尿病可加速脑动脉粥样硬化进程；高血压与动脉粥样硬化相互促进，均可促发病变。以中医学理言之，其病根在脑，病变在经络，总属气虚血滞脉道，年衰元神失养，故治以补气活血通络，豁痰醒脑益智。方中黄芪、党参功类人参，皆能大补元气，有提高脑组织耐缺氧及调控血脂、血糖，防止动脉粥样硬化等作用，用量一般可至120g，惟念高龄体衰，恐其虚不受补而取半量。葛根、地龙、赤芍、川芎、丹参、三七、鸡血藤、生地黄、红花，俱为活血祛瘀通络之品，有抗凝、促纤溶、降血脂、抗动脉粥样硬化、保护血管内皮功能的作用。益智仁、郁金、石菖蒲，豁痰解郁，开窍醒脑，补肾益智，温脾摄唾，是治疗老年痴呆、中风喁僻流涎的常用药物。全方药物虽有十余味之多，但制方目的清楚，作用靶点明确，紧扣气虚、血滞、痰阻三者，按相须、相使原则选取药物，合诸药之力，直达病所，正所谓方证相符，切中病机，故病虽痼顽，亦显殊效。

从服药后的病情变化来看，最显著的效果是流涎很快停止，提示该方有抗胆碱能神经活动、抑制唾液分泌的作用。因为唾液分泌主要受神经反射调节，其传入冲动经舌神经、鼓索神经支、舌咽神经和迷走神经到达延髓的初级中枢和下丘脑、大脑皮层等处的高级中枢。人体较大的唾液分泌器官有腮腺、颌下腺和舌下腺。支配唾液腺的传出神经以副交感神经为主，第9对脑神经到腮腺，第7对脑神经的鼓索支到颌下腺和舌下腺。副交感神经末梢释放乙酰胆碱刺激唾液分泌。脑梗死时可能使上述中枢神经调节功能障碍，副交感神经异常兴奋，引起唾液大量分泌而不断地流出口外，药物正好终止了这一病理变化。另外，服药后肢体运动、精神状况均迅速获得改善，又提示该方具有较好的抗脑组织损伤、增强整体功能活动的作用，这对促进脑梗死后康复具有重要意义。

13. 补气活血、涤痰通络、镇肝安神法治疗脑梗死、脑萎缩、老年性痴呆

患者男性，62岁，已婚，住深圳市宝安区新安街道，辽宁省葫芦岛市人。2007年12月3日初诊：

主诉（其子代诉）：语言不清，口角流涎，步态不稳3个月。

【现病史】 患者于2007年8月底因办理退休手续不顺而生气，9月初突然出现口角流涎，语言不清，步态蹒跚，持续至今，伴右侧头痛，头晕，烦躁不安，常常彻夜不眠，循衣摸床，行为怪异，上腹饱胀，纳呆，大便干结，小便频数短少，身体逐渐消瘦。曾在本院及外院治疗，症状无缓解。平素性格内向。

【体格检查】 血压148/98mmHg，精神不振，烦躁面容，上唇轻度左偏，伸舌不利，口角流涎如线不断，上肢、下肢肌力Ⅲ级，肌张力Ⅲ级，舌

质淡胖，舌苔白滑，脉弦。

【其他检查】 2007 年 11 月 26 日头颅 CT 扫描：皮层下动脉硬化性脑病。左基底节区及右丘脑、左放射冠多发性腔隙性梗死。老年性脑萎缩。

【诊断】 中医诊断：1. 中风——中经络（脾虚肝郁，痰气上扰）；2. 痴呆（脾虚肝郁，痰气上扰）。西医诊断：1. 脑梗死；2. 脑萎缩；3. 老年性痴呆；4. 高血压 3 级，很高危组。

【治疗】 补气活血，涤痰通络，镇肝安神。处方：黄芪 60g，党参 60g，地龙 60g，葛根 30g，丹参 30g，当归 10g，三七 10g，法半夏 10g，石决明 20g，珍珠母 20g，酸枣仁 20g，柏子仁 20g，瓜蒌仁 10g。3 剂，每日 1 剂，水煎取液 100ml，温服，日煎服 3 次。另口服硝苯地平缓释片 10mg，1 日 2 次。嘱家人多协助其肢体运动。查心电图、上腹 B 超、生化 28 项。

2007 年 12 月 5 日二诊：

脉证基本同前，其子强调白天能睡，夜间不睡，摸弄衣服。

生化 28 项回报：总胆固醇（酶法）6.52mmol/L，高密度脂蛋白胆固醇（化学法）3.28mmol/L，余项正常。

心电图：T 波 $V_3 \sim V_6$ 低平。

上腹 B 超：胆囊增大，切面径约 80mm×37mm，内见多个大小不等的强回声，伴声影，可随体位改变而移动，最大者约 13mm×8mm。提示：胆囊多发结石，胆囊增大。

补充西医诊断：1. 侧壁心肌缺血，2. 高脂血症，3. 胆石症。

治疗上方去法半夏，加牡蛎 20g，龙骨 20g，茵陈 30g，以加强舒肝平肝，重镇安神。5 剂，煎服法同上。另口服有降血压降血脂作用的松龄血脉康胶囊，1 次 2g，1 日 3 次。

2007 年 12 月 17 日三诊：

其妻和子代诉：服药以来口角流涎明显好转，失眠、痴呆、步态不稳无改善。血压 160/110mmHg，舌质淡红，舌苔薄白而滑，脉沉弦缓。

上方去葛根，加怀牛膝 10g，山药 30g。处方：黄芪 60g，党参 60g，山药 30g，地龙 60，三七 10g，当归 10g，龙骨 20g，牡蛎 20g，茵陈 30g，怀牛膝 10g，石决明 20g，珍珠母 20g，酸枣仁 20g，柏子仁 20g，瓜蒌仁 10g。7 剂，煎服法同上。因胶囊药吞服不利，停用松龄血脉康。

2007 年 12 月 24 日四诊：

其子代诉口角流涎停止，步行较治疗前明显有力，仍不眠，烦热，大便

25

已软，舌脉同上。上方去瓜蒌仁，加地骨皮 10g，去内生烦热。5 剂，煎服法同上。

2008 年 1 月 7 日五诊：

口角流涎停止，行步增快而更稳，仍夜不安眠，饮食、二便正常，舌质淡红，舌苔白滑，脉弦。上方去党参、三七，加代赭石 30g。处方：黄芪 60g，地龙 60g，怀牛膝 10g，龙骨 20g，牡蛎 20g，代赭石 30g，珍珠母 20g，石决明 20g，酸枣仁 20g，柏子仁 20g，地骨皮 10g，当归 10g，茵陈 30g。5 剂，煎服法同上。

患者脑梗死症状控制后，针对失眠继续调治 1 月，睡眠基本恢复正常。

【按】

脑梗死的病因病机及药物治疗余已在相关临床专题研究与病案中详细论述，姑不重复，此处只简略讨论老年性痴呆与脑萎缩的发病和病理机制。现代医学认为，老年性痴呆是一组原因未明的慢性进行性全身组织器官衰退，引起智力缺损、记忆障碍和人格改变的疾病。病理变化以脑血管长期慢性缺血导致大脑萎缩和神经细胞变性为主。因此，老年性痴呆实质上是血管性痴呆，后者又称多梗死性痴呆，为脑血管病变之后遗症。动脉粥样硬化、心脏病、糖尿病、高脂血症、血液病以及非感染性炎性血管病等引起广泛的血栓性或栓塞性脑血管病变是发病的主要原因。脑部常有多个梗死灶，一般为双侧，病灶大小不一，多侵犯皮质、基底节或皮质下白质，以胼胝体、颞叶和枕叶多见。单侧皮质梗死或单个病灶产生痴呆者少见。而脑萎缩则是由遗传、脑梗死、脑缺血缺氧、脑动脉硬化、脑炎、脑外伤、煤气中毒、酒精中毒等引起脑实质破坏和神经细胞萎缩、变形、消失的一种神经精神衰退性疾病。由此看来，该患者之脑萎缩、老年性痴呆、脑梗死、心肌缺血、高脂血症以及高血压等实际上在病因与病理变化等方面存在紧密的联系。

老年性痴呆、脑萎缩依病症不同可分属于中医"痴呆"或"健忘"范畴。"痴呆"作为病名最早见于明代《景岳全书·杂证谟》中，谓"痴呆证，凡平素无痰，而或以郁结，或以不遂，或以思虑，或以疑贰，或以惊恐而渐至痴呆，言辞颠倒，举动不经，或多汗，或善愁，其证则千奇百怪，无所不至，脉必或弦或数，或大或小，变易不常，此其逆气在心或肝胆二经，气有不清而然"。论中指出痴呆病因复杂，病症"千奇百怪"，病位在心及肝胆二经。另外，清·陈士铎认为其病在于郁、痰、虚，谓"大约起始也，起于肝气之郁；其终也，由于胃气之衰。肝郁则木克土，而痰不能化，胃衰则土不制火而痰不能消，于是痰积于胸中，盘踞于心外，使神明不清而成病矣。"关于"健忘"，古代医家多认为是脑髓、肾亏所然，如《医方集解》云："人之精与志皆藏于肾，肾精不足则志气衰，不能上通于心，故迷惑善忘也。"《医学心悟》谓："肾主智，肾虚则智不足，故喜忘其前言。"《医林改错》指出："灵机记忆不在心而在脑……高年无记性者，脑髓渐空"。根据文献所载，结合临床实际，余认为，老年性痴呆、脑萎缩病位在脑髓，病性属本虚标实，与脾、肾、心、肝关系密切。脾为后天之本，主运化水谷精微和水液，为气血生化之源；肾为先天之本，藏精，生髓，充脑。心主身之血脉，对推动血液上注于脑有主导作用。肝藏血，主疏泄，对气血精液之生成及上奉于脑亦有重要作用。脑为髓之海，脾、肾、心、肝诸脏功能强健，经脉通畅，气血精液充足，则脑髓盈满。脾虚运化失健，气血生化不足，无以充精生髓；肾虚精气虚衰，髓海失之充养；加上年迈心气自虚，推动血行乏力；肝阴将竭，疏泄不济，导致脑髓渐消而出现老年性痴呆、脑萎缩。同时，脾虚痰浊蕴积，肾虚气化无权，心虚血行滞缓，肝郁气血不畅，导致痰湿蒙闭清窍，脂浊凝结脉道，瘀血阻塞脑络，使清阳不升，浊阴不降，神明失聪，亦可出现老年性痴呆、脑萎缩。该患者即在本虚基础上，复为肝气郁结、痰气上扰所引发，其病本属中风痴呆。

目前国内外对本病尚无有效治疗方法和药物，中医辨证治疗有一定效果。本案所用方药皆随症选取之品，各药功用已在他篇述及，此处从略。

14. 补气活血通络法治疗9岁儿童中风偏瘫

患者男性，9岁，学生，住深圳市宝安区新安街道，深圳市人。2006年5月8日10时40分初诊：

【主诉（其母代诉）】 左侧肢体瘫痪3小时。患者于昨天上午练跆拳道，下午外出游泳，继而侧身对着16℃空调风夜卧，今早7点起床左侧上下肢瘫痪，饮食正常，二便调，眠安。

【体格检查】 血压104/60mmHg，神志清楚，体形偏胖，双肺呼吸音清，心率81次/分，律齐，未闻及心脏杂音，腹平软，无压痛。神经系统检查：语謇。唇舌轻度右㖞，左口角流涎。左眼闭合乏力，无眼球震颤，双侧瞳孔等圆等大，直径约 3mm，对光反射灵敏。左侧提睾反射、腹壁反射、膝反射减弱，左侧巴氏征阳性，右侧克氏征（Kerning 征）、布氏征（Brudzinski 征）、巴氏征（Babinski 征）均为阴性。四肢肌容积正常，左侧上下肢肌张力稍低，肌力 0～1 级，未见明显肌束震颤。右侧上下肢肌力、肌张力正常。全身各部位痛、温、触觉未发现异常。舌质红，舌苔薄白，脉弦。

【实验室检查】 血、尿、大便常规、肝肾功能、血脂、凝血 4 项未见异常。

【其他检查】 头颅 CT、颈椎正侧位片未见异常。

外院 MRI 示：右侧基底节区异常信号影，考虑缺血性病变；左侧蝶窦炎。

外院脑电图：右侧枕顶及后颞区为主见局限性 2～3$H_z\delta$ 波及活动反复出现。

外院经颈多普勒：双侧大脑中动脉血流速度增快（右侧为著）。

【诊断】 中医诊断：中风——中经络（气虚寒凝血瘀）。西医诊断：儿童急性偏瘫。

【治疗】 补气活血通络为主。以补阳还五汤合牵正散化裁，超大剂量用药。处方：黄芪 80g，地龙 60g，葛根 20g，全蝎 10g，白僵蚕 10g，丹参 20g，川芎 20g，桃仁 10g，当归 10g，红花 10g，川牛膝 10g，田七 10g，白芥子 10g，制南星 6g（以上药物均为中药颗粒剂，广东一方制药有限公司生产）。每日 1 剂，用沸水 200ml 溶化，分 2 次温服。同时加强患侧上下肢功能锻炼，以促进康复。逐日复诊。

2006 年 5 月 10 日二诊：

为明确诊断，5 月 8 日患者到外院做进一步检查，未及时服药，当日外院予"胞二磷胆碱"、"山莨菪碱"、"弥可保"、"尼莫地平"等西药，以营养神经、扩张血管、改善神经功能活动，患者体征无改善，9 日下午开始服中药。10 日上午，其父来告，患者昨日服药 2 次，今早起床后左侧上下肢已能自如运动，语言较前清晰，左口角仍然流涎，舌脉同上。药既获效，基于外院用西药疗效不佳，决定单用中药治疗，守原方服之。

5 月 15 日三诊：

患者连续服药 5 日，左侧肌力已恢复到Ⅴ级，唇喎已正，语言清晰，伸舌自如。舌质淡红，舌苔薄白。考虑病属新瘥，为防反复，仍嘱患者继服上药 5 剂，以巩固疗效。

【按】

中风偏瘫一般以老龄人多见，儿童绝少发病，该患者属特发病例。余检索中外文献，未见9岁以下中风偏瘫病例报道。3年前余曾治愈一例7岁脑梗死患者，不同的是，彼患者有突发头痛、喷射状呕吐和头颅CT扫描发现梗死灶等中枢神经系统症状，而无偏瘫等周围神经损害；本患者则以偏瘫、口㖞等周围神经功能障碍为主，头颅CT扫描未发现梗死灶。但这两个案例都属"中风"范畴，提示中风偏瘫发病与年龄关系不大。换言之，任何年龄都有发病的可能，只要致病因素具备。

中医关于中风的致病因素，余既往的研究认为"除原发病因素之外，还可能与人们饮食不节，嗜啖肥甘，以及生活和工作节奏高度紧张、气候剧变（如暴冷、闷热、湿重等）有关。"[1]深圳"5·1"以来，连续一周恰恰天气闷热、潮湿，暴雨阵作。患者白天先练跆拳道，继而外出游泳，极易耗损气精，致腠理疏松，卫外不固，易为邪中；气虚血运无力，血流不畅致经脉瘀滞；夜晚低温露卧，犹严寒加身，致经脉凝涩，气血痹阻；加上素体肥胖，痰浊内生，壅遏脉道。湿、热、虚、寒、痰、瘀诸邪交加，中风焉不作乎？气虚复被寒凝是发病的诱因；经脉凝涩，血行不畅是致病的关键；肌肉经络失于濡养是病变的根本。至于西医病因病理与诊断，余曾从周围神经病变考虑"多发性神经根神经病"、"多灶性运动神经病"。然而，"多发性神经根神经病"属急性感染者，一般病前2~4周有感染史；属慢性感染性脱髓鞘者，有慢性渐进性发病过程；且均有对称性四肢下运动神经元性瘫痪；末梢型感觉减退，运动障碍重于感觉障碍。"多灶性运动神经病"表现为慢性进展的不对称的主要发生于肢体远端的乏力，大部分影响上肢；多数患者血清中有高滴度的抗GM_1神经节苷脂抗体；电生理显示持续的局灶运动神经传导阻滞。均与本病在发病特征和症候表现上有显著差异，院内外检查结论亦不支持上述疾病的诊断，故西医诊断基于病因尚不明了，姑且以"儿童急性偏瘫"名之。

中医治疗缺血性中风偏瘫具有较强的优势，其疗效与病程密切相关。余早期以经验方补气通络汤治疗脑梗死，曾获较好疗效，[1]今患者核心病机为气虚寒凝血瘀，与补气通络汤证极为相符，故仍以该方化裁重剂投之，以冀奋力一击，使痹阻之经脉喷然而通。方中黄芪大补元气，可提高脑组织耐缺氧能力、保护神经细胞；地龙、葛根、全蝎、丹参、川芎、桃仁、当归、红花、川牛膝、田七、白僵蚕，活血祛瘀通络，有抗凝、促纤溶、保护血管内皮功能的作用，且地龙、全蝎、白僵蚕皆属虫类，尚可入络搜剔痰瘀；白芥子、制南星温化流痰，与全蝎、白僵蚕合用，又具牵正散之功用。[2]全方组合，补气以通瘀，开瘀以行气，涤痰以通络，可谓相得益彰。特需说明的是，之所以给该患儿超大剂量用药，一是本着病急用重剂，儿童亦适用；二是患儿各项检查已排除体内尤其颅内出血病变；三是余既往有治愈同类患儿病症之经验以资参考；四是充分考虑了用药安全性，黄芪、地龙、葛根、全蝎、白僵蚕补通而不峻猛，在南方常为餐桌菜肴，丹参、川芎、桃仁、当归、红花、川牛膝、田七活血祛瘀而非破血之品，制南星虽然有毒，而用量小，且逐日观察给药，中病即止，故方药虽然超出儿童通常用量，但仍然安全，且剂量效果大于剂量风险。当然，这也取决于医生的临床经验积累，仅限于不得已时偶尔用之，一般情况下，仍应遵循常用剂量处方用药。

余之经验，中风偏瘫"发病24h内就诊者治愈率高，3天内就诊者仍有较好疗效，1周～1个月者次之，逾3个月者相对较差。发病后的功能锻炼对康复具有特别重要的作用。"[1]该患者之所以能够迅速康复，与其及时获得治疗与功能锻炼不无关系。

【参考文献】

[1] 叶世龙，李贤华，莫华梅，等. 补气通络汤合灯盏细辛注射液治疗脑梗塞的临床研究 [J]. 中华中医药杂志，2005，20（7）：410～412.

[2] 董昆山，王秀琴，董一凡. 现代临床中药学 [M]. 北京：中国中医药出版社，1998：236，243，417，499～537.

15. 清热化痰、通腑解毒法为主治疗脑出血并发肺部感染

患者女性，32岁，已婚，工人，住深圳市宝安区新安街道，重庆市人。1998年4月18日初诊：

【主诉（患者丈夫代诉）】 昏迷3天余，伴呼吸深长气粗，痰鸣难咯2天。

【现病史】 患者于1998年4月14日23时许，在家看电视时突然昏仆倒地，呼之不应，立即送来我院急诊就诊，以"脑出血"收入内科病区。入院时患者昏迷不省人事，躁扰不安，大小便闭，面赤气粗，无发热、呕吐、抽搐等症。

【体格检查】 T37.2℃，R20次/分，P78次/分，BP135/75mmHg。双

侧瞳孔不等大，左侧 ϕ3mm，右侧 ϕ5mm，对光反射迟钝。颈软，颈静脉不怒张。心率 78 次/分，律齐。双肺呼吸音清。左下肢巴氏征（Babinski 征）、戈登征（Gordon 征）阳性。舌质淡红，舌体胖瘦适中，舌苔薄白，脉弦。

【实验室检查】 血常规：白细胞 16.4×10⁹/L，粒细胞区细胞绝对数 12.1×10⁹/L，粒细胞区细胞比值 73%，红细胞平均血红蛋白浓度 388g/L，红细胞比积 33.5%，余项正常。

【其他检查】 入院后急行头部 CT 扫描，报告：右侧基底节出血破入三脑室、两侧侧脑室及右侧外侧裂。

【诊断】 中医诊断：中风（中脏腑，阳闭，肝阳暴张，痰火闭窍）。西医诊断：脑出血（右侧基底节出血）。

【治疗】 中西药并进，予安宫牛黄丸，每日 1 丸，研末鼻饲；清开灵 40ml、生理盐水 250ml，静滴，每日 1 次；20%甘露醇 125ml，静滴，呋塞米 40mg、50%葡萄糖 20ml，静注，各 4 小时 1 次，交替使用；立止血 1U、纳洛酮 0.4mg、生理盐水 20ml，静注，每日各 2 次；氨苄西林 3.0g、生理盐水 40ml，静注，每日 2 次；青霉素 400 万 U、5%葡萄糖氯化钠 150ml，静滴，每日 2 次；0.5%甲硝唑 100ml，静滴，每日 2 次；西咪替丁 0.8g、5%葡萄糖 250ml，静滴，每日 1 次；生理盐水 500ml、5%碳酸氢纳 60ml、α-糜蛋白酶 2 万 U、庆大霉素 40 万 U、氨茶碱 2.0g，加入呼吸机湿化器中潮化吸入，每日 1 次；另予能量合剂、脂肪乳、白蛋白及平衡液等；同时行心电、脉搏、动脉血氧饱和度监测，呼吸机辅助呼吸。

15 日下午 3 时行右侧脑室引流术，持续引流脑脊液。

16 日下午 4 时许，患者上述症状、体征无改善，呼吸明显增粗加深，喉中痰鸣如吼，痰色灰黑胶黏，不易吸出，双肺满布痰鸣音，尔后曾因痰壅气道致呼吸停止 3 次，吸痰后自主呼吸恢复。

17 日上午 10 时行气管切开，痰鸣、呼吸深长气粗等症并未因之缓解，体温、血常规、血生化监测，相关项目数值逐日升高，17 日血常规：白细胞 24.0×10⁹/L，粒细胞区细胞绝对数 19.7×10⁹/L，粒细胞区细胞比值 82%，红细胞平均血红蛋白浓度 365g/L，余项正常。肝功能：丙氨酸氨基转移酶 49U/L，天门冬氨酸氨基转移酶 91U/L，乳酸脱氢酶 692IU/L，总胆红素 326μmol/L，直接胆红素 12.2μmol/L，余项正常。肾功能：尿素氮 12.08mmol/L，余项正常。

现在症：患者仍然昏迷不省人事，呼吸深长气粗，呼气腥臭，喉中痰鸣如锯，艰涩不畅，胶黏不易吸出，面赤身热，小便深黄，大便不通，舌质淡红，舌苔黄厚腻，脉弦滑。综观病情，系在中风基础上，出现了痰热壅肺的变证，以现代医学言之，即为脑出血并发肺部感染。病情如是，治疗则在上述方案中停用安宫牛黄丸，改用清热化痰、通腑解毒中药汤剂饲服，处方：生石膏30g，桑白皮30g，瓜蒌皮15g，黄芩30g，浙贝10g，桔梗30g，金银花15g，板蓝根15g，大黄15g（后下），芒硝10g（冲服），厚朴15g，佛手10g。每日1剂，水煎取液400ml，每6小时经鼻胃管饲入100ml。另做痰培养＋药敏试验，继续逐日检测血常规和肝肾功能。

1998年4月21日二诊：

上药饲服3剂后，患者昏迷、呼吸深长气粗、呼气腥臭、喉中痰鸣、胶黏不易吸出同前，大便仍然不通，24小时总出量大于总入量，自主呼吸存在，瞳孔左侧ϕ1.5mm，右侧ϕ2.5mm，对光反射迟钝，双肺痰鸣音如故，心率67次/分，律齐，心音低钝，T37.8℃，R19次/分，BP117/75mmHg，舌脉同前。21日血常规：白细胞19.7×10^9/L，中间型细胞绝对数1.3×10^9/L，中间型细胞比值6％，粒细胞区细胞绝对数15.9×10^9/L，粒细胞区细胞比值80％，红细胞平均血红蛋白浓度350g/L，余项正常。肝功能：总胆红素70.1μmol/L，直接胆红素27.8μmol/L，天门冬氨酸氨基转移酶32U/L，乳酸脱氢酶451IU/L，余项正常。痰培养回报：无厌养菌生长。揆度病情，药进3剂，而肺中痰热不减者，当系清化之力不足。上方去板蓝根、厚朴，加天竺黄15g，胆南星10g。2剂，煎服法同上。

1998年4月23日三诊：

上药饲下1剂，患者喉中痰鸣音明显缓解，痰涎由黏稠变为稀薄，俟2剂尽，痰鸣音消失，呼吸平稳，肺部仅存散在干啰音，开始泻下稀黄便，1日1次。生命体征相对稳定，余症同前。22日血常规：白细胞计数15.5×10^9/L，淋巴细胞区细胞绝对数2.1×10^9/L，淋巴细胞比值14％，粒细胞区细胞绝对数12.6×10^9/L，粒细胞区细胞比值81％，红细胞比积34.4％，红细胞平均血红蛋白浓度365g/L，余项正常。天门冬氨酸氨基转移酶、乳酸脱氢酶有所下降，其他指标显示肝肾功能仍然受到损害。上方继进2剂。

患者家属考虑经济困难，要求转回家乡重庆市治疗，经停用呼吸机观察1天，患者自主呼吸平和，未闻及明显干湿啰音，大便通畅，其他症状亦相对稳定，显示脱机成功，遂于25日上午乘飞机回重庆继续治疗。

【按】

肺部感染是脑出血最严重的并发症之一，重症昏迷患者，几乎不能幸免，也是急性期的主要死因之一，由于患者病情危急，为快捷起见，入院之初基本以西药救治为主，而未考虑中药汤剂治疗，及至病延3日，经用大量抗生素治疗，患者仍然出现呼吸深长气粗、呼气腥臭、喉中痰鸣如锯、胶黏不易吸出、面赤身热等肺部炎症，甚至因痰壅气道而频致呼吸停止、生命行将终止时，余因思单用西药既然不效，不若中西医结合，加用中药汤剂，或可救急于垂危，于是用上述清热化痰、通腑解毒汤液如法饲入。前3剂饲下，之所以不效者，一是实邪极盛，难以速去；二是清化痰热之力不足，从去板蓝根、厚朴，加天竺黄、胆南星后疗效立见可知。又大黄、芒硝皆为通下腑实之物，前3剂用之大便不通，而加用清化痰热之品后，并未加大硝、黄剂量，大便即通者，盖以肺与大肠相表里，肺脏痰热不去，大肠腑结难通，唯肺之痰热得化，宣肃通降功能复常，则大便方能自通尔。于治法而言，此即前人所谓"提壶揭盖"也。大便一通，六腑自畅，热毒随去，腹压因减，颅压焉能不降乎？虽然患者中途转院，致使无从系统观察其病情变化及客观治疗效果，但就目前使用中药汤剂所产生的疗效而言，仍可认为，脑出血属中医阳闭证型者，在使用常规西药治疗的同时，早期甚至超早期使用清热化痰、通腑解毒中药，对防治肺部感染、促使早日脱机、降低颅内压、缓解临床症状、减轻脑心肝肾等重要脏器损害，具有不可忽视的重要意义。

16. 清热燥湿解毒、活血通络止痛法治疗灼性神经痛

患者女性，70岁，已婚，家中闲养，湖北省洪湖市人。1988年4月10日初诊：

【主诉】 两足底灼痛进行性加重3天。

【现病史】 患者3日前无明显诱因，突发两足底灼痛，迅速加重，疼痛难忍，昼夜难眠，呻吟不休，灼痛甚时每以冷水浸之为快，不能下床行走，无恶寒发热，腰臀不痛，饮食不馨，二便调。

【体格检查】 头、颈、胸、腹无异常，双下肢大关节无红肿热痛，两足曾裹，肤色苍白，无溃烂，足背微肿，按之凹陷，抚之不灼手，舌质淡红，舌苔薄黄，根部厚腻，脉缓弱。

【诊断】 中医诊断：湿火流筋（湿热流注少阴经脉）。西医诊断：灼性神经痛。

【治疗】 清热燥湿解毒，活血通络止痛。三妙丸、四妙勇安汤合活络效灵丹加味，3剂。处方：黄柏、苍术、金银花、制乳没、地龙、延胡索、甘草各10g，怀牛膝、玄参、当归、木瓜各12g，丹参30g，鲜桑枝15g。另以全蝎6g研末，分3等份，随药吞服。患者药进1剂，疼痛遽止，2剂病瘥，3剂平复，随访未复发。

【按】

现代医学认为，周围神经特别是富有交感神经纤维的正中神经、坐骨神经或股神经的不完全损伤后，部分病人可迅速发生灼性神经痛。其特点是手或足出现灼样剧烈疼痛，以指（趾）端、手（脚）掌最甚。局部皮肤菲薄光亮，发热、红肿，或发冷、紫绀。疼痛部位异常敏感，轻触衣裤或微动患肢，甚至微风吹拂、外界嘈杂声、强光等也可激发或加剧疼痛。本患者症状特征与之颇为相符，只是年事已高，拒绝相关检查，致使无法客观认定。但就症状推导，仍可认为是坐骨神经不完全损伤使然。

中医对此病证无明确认识，民间俗称"湿火流筋"，余从症状与部位上考虑，姑且从之。至若病机，总属湿热合邪，循足少阴经脉流注足底，阻滞经脉。治疗自宜"谨守病机"，予清热燥湿解毒，活血通络止痛方药。三妙丸（黄柏、苍术、牛膝）清热燥湿，专治湿热下注之足膝红肿热痛。四妙勇安汤（金银花、玄参、当归、甘草）清热解毒，活血止痛，是治疗脱疽的验方，对手足疼痛因于热毒瘀者，均有较好的疗效。活络效灵丹（丹参、乳香、没药、当归）乃张锡纯方，功擅活血通络止痛，对坐骨神经痛尤有妙用。实验医学研究证实，黄柏、金银花、玄参、甘草，具有抗菌消炎、解热消肿、抑制炎性渗出、促进皮下渗血吸收、增强免疫功能，甘草尚有抗凝、镇痛及免疫双向调节作用，对足膝红肿热痛有较好的作用。苍术挥发油可止痛、镇静，对下肢湿热痹痛者，与黄柏合用有妙效。木瓜、桑枝，渗湿降浊、抗炎消肿、松弛横纹肌、舒缓经络挛急、消除下肢肿痛。当归、乳没、延胡索、丹参、怀牛膝、地龙、全蝎，分别具有不同程度的扩张血管、改善微循环、降低血黏度、镇静、抗菌消炎作用，对多种原因导致的关节、肌肉组织疼痛有较好的效果。这些药理作用互不相同的药物组合成方，就构成了清热燥湿解毒，活血通络止痛之综合功效，药既对证，效不捷乎？

第二章　运动系统疾病

17. 补气活血通络法治疗颈椎间盘突出症

患者女性，56岁，已婚，家务，住深圳市宝安区新安街道，深圳市人。2006年11月15日初诊：

【主诉】 头顶、项背反复疼痛5年。

【现病史】 患者近5年来头顶闷痛反复发作，伴头晕，项强痛，夜卧不宁，饮食正常，二便调。

【体格检查】 血压103/92mmHg，五官端正，第3～5颈椎棘突侧缘压痛（＋），心肺未见异常，舌质淡红，舌体适中，舌苔薄白，脉缓。

【其他检查】 颈椎CT扫描：C_{4-5}、C_{3-4}椎间盘向后正中轻度突出。

【诊断】 中医诊断：1. 颈痹（气虚痰瘀痹阻）；2. 头痛（气虚痰瘀痹阻）。西医诊断：1. 颈椎间盘突出症；2. 高血压1级。

【治疗】 补气活血，通络降压。处方：黄芪30g，党参30g，葛根15g，秦艽10g，延胡索10g，制没药6g，桑枝15g，鸡血藤15g，柴胡10g，白芷10g，杜仲10g，川芎10g，丹参15g。5剂，每日1剂，加水600ml，煎取150ml，温服，日煎服2次。

2006年11月20日二诊：

患者服药后头项强痛、头晕明显减轻，唯失眠无改善，舌脉如上。上方去柴胡、白芷，加柏子仁20g。患者持续服药15剂，头痛、头晕、失眠诸症尽失。

【按】

颈椎间盘突出症大多数属颈椎退行性病变，与长期伏案、使用电脑等职业密切相关，椎骨为肾所主，颈椎间盘突出症因颈神经根或颈髓受压等缘故，易引起局部充血水肿，出现头项强痛、头晕等神经系统受损症状，其病变本质在于肾气虚，充血水肿乃其标尔。通常说，肺为气之主，肾为气之根，余认为脾为气之枢，在气的生成、气的运动和功能活动的方方面面均具有重大影响。故本病治疗君以黄芪、党参，大补脾肾之气。臣以元胡、制没药、川芎、丹参、鸡血藤，活血祛瘀止痛。佐以葛根、秦艽、桑枝、柴胡、白芷，祛风除湿，舒筋通络；杜仲补肾强筋骨。全方合用，共奏补气活血、通络降压之功，此为余调治南方地域颈椎间盘突出症之常用方法。

第三章 循环系统疾病

18. 益气滋阴、健脾和胃、养心安神法为主治疗风湿热、风湿性心肌炎、心包炎

患者女性，29岁，已婚，家务，住深圳市宝安区西乡街道，广东五华县人。2001年2月2日初诊：

【主诉】 心慌、胸闷1月多。

【现病史】 患者于2000年12月20日突感鼻塞、咽痛，在某医院对症治疗，症状缓解，2天后开始低热，全身关节酸痛，来我院门诊就诊，查血常规：白细胞13.6×10⁹/L，按"风湿热"予抗菌治疗，症状未缓解，今年1月8日～20日因病情加重收入本院内科治疗，其间大便检查发现霉菌，心脏彩超示：少量心胞积液，左心功能受损，左室壁运动较弱，心动过速，诊断为"风湿热"、"风湿性心肌炎"、"心包炎"，予能量合剂、氟康唑、阿司匹林、青霉素、地塞米松等药治疗，发热消退。出院后续用上药治疗至今，现头晕乏力，时而胸闷，心慌易惊，睡眠不安，腹胀，纳谷不馨，大便干，小便调，渴喜甜饮，口淡乏味，发热、关节痛已止。

【体格检查】 面色苍白无华，心率106次/分，节律不齐，主动脉第1听诊区可闻及5级收缩期吹风样杂音，舌质淡红，边见齿痕，舌苔稍白厚而滑，脉弦。

【实验室检查】 红细胞沉降率：18mm/h，抗"O"≤250IU/ml。

【诊断】 中医诊断：心悸（气阴两虚）。西医诊断：1. 风湿热；2. 风湿性心肌炎；3. 心包炎。

【治疗】 益气滋阴，健脾和胃，养心安神。处方：黄芪 15g，党参 15g，太子参 15g，白术 8g，云苓 10g，竹茹 10g，炒谷芽 10g，炒麦芽 10g，莲米 15g，淡竹叶 10g，酸枣仁 15g，柏子仁 15g，夜交藤 15g。3 剂，每日 1 剂，水煎取液 100ml，温服，日煎服 3 次。另与苄星西林 120 万 U，肌注，1 月 1 次。

2001 年 2 月 7 日二诊：

服药后腹胀消失，纳食转旺，口已知味，眠安，舌质淡红，舌边齿痕消失，舌苔中根部稍白厚。

上方去淡竹叶，加厚朴 15g，云苓易泽泻 10g。7 剂，煎服法同上。

2001 年 2 月 14 日三诊：

患者服药以来身体状况逐渐向好，头晕乏力、夜卧不宁较之前减轻，偶感胸闷心慌，纳谷如常，口和不渴，手心热盛于手背，大便稍干，小便调，舌质红，舌苔薄白，脉弦。心率 82 次/分，节律齐，主动脉第 1 听诊区仍可闻及 5 级收缩期吹风样杂音。2001 年 2 月 9 日复查红细胞沉降率：8mm/h。血常规：白细胞 8.2×10^9/L，余项正常。

患者明日将回梅州家乡调养，要求带药回家。考虑上药既效，治疗仍宜益气滋阴，调和脾胃，养心安神。处方：黄芪 15g，党参 15g，太子参 15g，山药 15g，泽泻 10g，竹茹 10g，炒谷芽 10g，炒麦芽 10g，天冬 15g，麦冬 15g，生地黄 15g，熟地黄 15g，地骨皮 10g，淡竹叶 10g，酸枣仁 15g，柏子仁 15g，夜交藤 15g。7 剂，嘱患者照方服用，保持电话联系。

2001 年 11 月 8 日四诊：

患者在家乡将养期间病情稳定，近 50 天来，因山区天气转凉，时感胸闷心慌，咽喉如有痰哽，不易咯出，不咳嗽，头晕乏力，易疲劳，健忘，饮食正常，二便调，平时易患感冒，面色萎黄，咽淡红，双肺呼吸音清，心率 82 次/分，节律齐，主动脉第 1 听诊区收缩期吹风样杂音 3～4 级。舌质暗淡，舌苔稍白厚，脉缓弱。复查红细胞沉降率、血常规均在正常范围。

目前病证系心脾气虚，痰湿蕴生。治疗宜健脾养心，理气豁痰。处方：黄芪 30g，党参 30g，葛根 30g，防风 8g，瓜蒌皮 10g，枳壳 10g，桔梗 10g，熟地黄 15g，当归 10g，白芍 10g，五味子 15g，麦冬 15g，南沙参 20g，北沙参 20g。5 剂，煎服法同上。2001 年 11 月 27 日，患者电话告知，服药后诸症减轻，嘱其继续上药调理。

【按】

　　风湿热是全身结缔组织的炎性病变，发病前1~3周常有上呼吸道感染史。以发热、周身疲乏、关节炎、心脏炎、皮下小结、环形红斑及舞蹈病等为主要临床表现。反复的炎性损害，易引起心瓣膜增殖性病变和粘连，最终形成慢性风湿性心瓣膜病。流行病学、免疫学研究显示，A组链球菌经鼻咽部感染可能是风湿热的主要致病因子，不过，具体发病机制尚未明了。

　　中医根据本病不同阶段的症候特征可分别归属于"痹证"、"心悸"范畴。余体会，本病主要是风寒湿邪乘正气先虚或邪气太盛，侵袭机体而发病，早期常因外邪上犯肺系，郁遏化热，而呈热邪偏盛或湿热蕴蒸之变。后期则因邪热稽留不去，耗损气阴，出现气阴两虚之候。邪袭肌肤筋脉，则见皮下结节。邪袭经络关节，则有关节疼痛，不能屈伸。邪入营血，损伤络脉，则现皮下红斑。邪入脏腑，则致心脏病变，即所谓"脉痹不已，复感于邪，内舍于心"是也。

　　至于治疗，病属痹证者，据风寒湿邪之孰轻孰重、病之属实属虚分而调之。属气阴不足者，则予益气滋阴。该患者之病先为气阴两虚，且累及心神与脾胃，虚损颇重，故予益气滋阴、调和脾胃、养心安神之剂调理良久，方见起色，而后则因心脾气虚日久，蕴生痰湿，故在健脾养心方中，酌加理气豁痰之品。其前后服药历年余而收功者，以其病本缠绵难去故也。可见，风湿热之治疗亦需缓慢图之。

19. 理气活血、益气养心法治疗风湿性心脏病、心功能不全

　　某女，62岁，已婚，农民，住深圳市宝安区新安街道，广东省兴宁县人。1997年1月6日初诊：

　　【主诉】　心慌反复发作3年多，加重2日。

　　【现病史】　患者于1993年冬在田间劳动时突发心慌，经当地人民医院诊断为风湿性心脏病（二尖瓣狭窄、二尖瓣关闭不全），予对症治疗而缓解，尔后反复发作，自1995年10月起服用地高辛（0.25g，1日1次），至今未

间断。2天前因家事恼气,再次出现心慌,胸膈闷痛,头痛头晕,气促,不能平卧,右侧卧位方舒,干咳,纳谷不馨,大便干结,小便淡黄。

【既往史】 有眼底动脉硬化,未治疗。

【个人史】 早年长期从事水田劳动。1995年复因长子病故而沉溺于悲伤之中。

【体格检查】 精神不振,面色萎黄,皮肤干枯不润,毛发花白不泽,语声低怯,息促,唇色暗淡,颈部青筋不怒张,下肢无浮肿,虚里搏动应手,心率127次/分,节律不齐,可闻及舒张期隆隆样杂音,二尖瓣区明显,双肺中下野可闻及中小水泡音,移动体位时卧侧明显,对侧消失。舌质淡红,边见齿痕,舌底脉络迂曲紫暗,舌苔薄白,脉结而弱。

【其他检查】 心电图:心房颤动,心肌缺血。

【诊断】 中医诊断:心悸(气郁血瘀)。西医诊断:1.风湿性心脏病,二尖瓣狭窄、二尖瓣关闭不全,心房颤动;2.心功能不全Ⅳ级。

【治疗】 理气活血,益气养心。生脉饮加味,处方:红参8g(另炖),茯苓40g,青皮10g,陈皮10g,香附10g,赤芍10g,红花8g,生蒲黄10g(另包),全瓜蒌10g,龙骨15g,牡蛎15g,柏子仁10g,五味子10g,麦冬10g。3剂,每日1剂,水煎取液100ml,温服,日煎服3次。另予10%葡萄糖100ml、青霉素640万U,静滴,每日1次。

1997年1月9日二诊:

患者用药后心慌、胸膈闷痛、干咳、气促等症明显减轻,可以平卧,肺部水泡音消失,舌脉同上。

中药续上方5剂,煎服法同上。西药针剂续用3日。患者服药后病情进一步向好,嘱其停用地高辛,按上方加减持续服用,以巩固疗效。

【按】

患者早年常浸水湿之中,风湿由滋;晚近复有丧子之痛,心怀悲伤,加上病前恼气,二者相因,必致肝气郁结,疏泄不利,血行瘀滞。气郁血瘀与风湿合邪,加诸年高之身,摧残衰老之心,既衰之身心,何耐数邪同戕?因是心慌,胸膈闷痛,不能平卧。右侧卧位方舒者,是避实就虚也。肝气喜升展,气郁血瘀,循经上扰神明,是以头痛头晕;胁迫肺系,令宣肃失常,肺气上逆,故干咳而息促。舌质淡红,舌苔薄白,为无热之象;边见齿痕,舌底脉络迂曲紫暗,脉结,为气血郁滞之征。脉弱,精神不振,语声低怯,是气虚使然。面色萎黄，皮肤干枯不润，毛发花白不泽，为精衰血少所致。脉证显示，本病病位在心肝，旁涉肺胃和神明，属本虚标实之证，虚在心气不足，实在气郁血瘀。治当标本兼顾，故以红参、五味子、麦冬益心气，滋心阴。青皮、陈皮、香附疏肝理气。赤芍、红花、生蒲黄、茯苓活血利水。全瓜蒌宽胸豁痰。龙骨、牡蛎、柏子仁，镇心宁神。全方攻补兼施，虚实并调，共收理气活血、益气养心之效。特是迁延失治，年迈体衰，真气亏损，治愈已难，且易恶化，所谓收效者，亦仅对症权宜而已。

20. 益气滋阴、养血活血、镇心复脉法治疗室性期前收缩

患者女性，48岁，已婚，工人，住深圳市宝安区新安街道，广东省吴川市人。2007年11月7日初诊：

【主诉】　胸闷反复发作10余年。

【现病史】　患者10余年来常感胸闷，遇劳累易发，每发则在附近诊所对症治疗，一直未确诊为何病，不咳，咽无不适，眠安，饮食正常，二便调。

【既往史】　除胸闷外，余无不适。

【体格检查】　神清。心率78次/分，节律不齐，未闻及心脏杂音。双肺呼吸音清晰。舌质淡红，舌苔薄白，脉结。

【其他检查】　心电图：偶发室性期前收缩。

【诊断】　中医诊断：胸痹（气阴不足，血行滞缓）。西医诊断：室性期前收缩。

【治疗】　益气滋阴，养血活血，镇心复脉。处方：黄芪30g，党参30g，炙甘草15g，甘松30g，丹参20g，当归10g，熟地黄10g，川芎12g，白芍10g，生龙骨40g，生牡蛎40g，珍珠母40g，麦冬10g。5剂，每日1剂，水煎取液100ml，温服，日煎服3次。

2007年11月23日二诊：

诉自11月7日服药以来上症明显好转，现脉变弦缓。治疗续上方5剂，煎服法同上。

2008年1月3日三诊：

　　患者按上方服完即就近药店取药，持续服用1月，现偶感心前区悸动，胃脘饱胀，舌质淡红，舌苔薄白，脉缓。思量其证，颇合《伤寒论》炙甘草汤、小建中汤、桂枝甘草龙骨牡蛎汤之所主，遂合三方且人参易党参30g，另加山药30g、五味子10g、炒麦芽10g，使其更具生脉饮之雏形，以益气养阴，建中敛营，镇心复脉。处方：党参30g，炙甘草10g，山药30g，麦冬10g，阿胶10g（烊化），桂枝10g，白芍15g，火麻仁10g，生地黄10g，五味子10g，生龙骨30g，生牡蛎30g，炒麦芽10g，大枣10g，生姜10g。10剂，煎服法同上。

　　2008年1月14日四诊：

　　患者服药后胸闷缓解，饮食正常，二便调，眠安，舌质淡红，舌苔薄白，脉缓。复查心电图：室性期前收缩消失。续上方5剂调理善后。

【按】

　　室性期前收缩以其常见心悸、心慌，一般归属中医"心悸"范畴。但该患者则以胸闷为主诉，余曾虑其表述不准，而反复追询有无心跳加快或动悸不安的感觉，均予明确否定，遂据症诊断为"胸痹"。从中医学理解释，本病的发生常常外因六淫、毒邪侵袭，内以饮食劳倦、七情所伤，加上药毒浸害等，导致血脉、心络受损，痰饮瘀血痹结心脉，使心之阴阳气血不相顺接，出现胸闷等胸痹症状。病位在心，旁涉脾、胃、肝、肾、肺诸脏腑功能之失调。病变多为虚实夹杂，虚在气、血、阴、阳亏损，心本失养；实由痰浊瘀血阻络，气血运行不畅，脉之阴阳气不相贯通。故治以益气滋阴，养血活血，镇心复脉。而药皆常物，方亦源典，兹不演绎。唯是方中主要药物之现代药理作用需稍作提示。有研究证明，人参、党参、甘松、炙甘草能调节心率，改善房室传导功能，抑制室性期前收缩。[1]麦冬多糖可保护心肌细胞，抑制心肌缺血状态下自由基生成增加，清除氧自由基，扩张和增加冠脉流量，防止心肌细胞脂质过氧化，改善脂肪酸代谢，阻滞心肌细胞膜钠通道、钙通道，延长动作电位过程，产生抗心律失常、抗心肌缺血效应。[2]丹参、川芎、当归、白芍、生地黄、桂枝有扩张冠脉血管、改善心肌供血及心肌耗氧量的作用。这些大致是上述方药复律作用之核心所在。

【参考文献】

[1] 梅全喜，毕焕新．现代中药药理手册［M］．北京：中国中医药出版社，1998：234、516～525、538～540.

[2] 周福波. 麦门冬的药理作用研究进展 [J]. 牡丹江医学院学报，2006，27（3）：69～70.

21. 健脾疏肝、豁痰通络法为主治疗心肌缺血、原发性高血压、慢性胃炎

患者女性，42岁，已婚，住深圳市南山区蛇口街道，江苏省无锡市人。2008年5月22日初诊：

【主诉】　持续心前区憋闷半年。

【现病史】　患者近半年来心前区憋闷不适，无可名状，心烦，易激动，胃脘痞胀，纳食不馨，口淡不渴，二便调，眠安，否认头痛头晕。

【既往史】　有原发性高血压、慢性胃炎史，长期服药（药物不详）。

【体格检查】　血压140/90mmHg（服降压药后）。心率78次/分，节律齐，未闻及心脏杂音。双肺呼吸音清。舌质淡红，舌苔白腻，脉缓。

【其他检查】　心电图：II、III、avF、V_5ST段下移≥0.05mV。

【诊断】　中医诊断：1. 胸痹（痰气胶结）；2. 心下痞（木郁土结）。西医诊断：1. 下壁、侧壁心肌缺血；2. 原发性高血压2级，很高危组；3. 慢性胃炎。

【治疗】　心胃并治，以胸痹为主，兼顾心下痞。法宜健脾疏肝，豁痰散结，活血通络。瓜蒌薤白半夏汤加减，处方：黄芪30g，白术15g，瓜蒌皮10g，薤白10g，茵陈15g，生麦芽15g，麸炒枳实10g，法半夏10g，川芎15g，赤芍15g，红花10g，丹参30g，三七10g。每日1剂，水煎取液100ml，温服，日煎服3次。另口服麝香保心丸2丸、胃乃安胶囊4粒，均1日3次；硝苯地平缓释片10mg，1日2次。

2008年7月2日二诊：

患者先后复诊5次，持续服用上药月余，心前区憋闷缓解，心烦减轻，唯心下痞闷改善不明显，舌质淡红，舌苔薄白，脉缓。血压138/86mmHg。复查心电图：ST段恢复正常，提示心肌缺血已临床治愈。

后续治疗应转向心下痞，予健脾和胃，理气化痰。俾脾健胃康，运化复常，胃炎得解，同时又预防痰浊再聚，阻塞心脉。处方：党参30g，黄芪30g，山药30g，生白术15g，茯苓10g，麸炒枳实10g，法半夏10g，炒莱

菔子 15g，鸡内金 20g，焦麦芽 15g。每日 1 剂，煎服法同上。停用胃乃安胶囊，续服麝香保心丸、硝苯地平缓释片，用法同前。

患者继续服药 2 个月，胸腹安和，饮食转健，舌脉如常。治疗仅以硝苯地平缓释片维持降压，余药俱停。

【按】

这是一个集三种疾病于一身的中年女性案例，令余印象颇深的是，患者初次就诊述说病情至不快时，竟潸然泪下，其肝郁之甚，可想而知。肝喜条达，恶抑郁。肝气郁结，则疏泄难展，冲和升发之性被制，易见抑郁沉闷、心烦善哭等本脏自病之症。木郁乘土，土被困伐，致脾胃升降不利，运化输布无权，易出现胃脘痞胀、纳食不馨、舌苔白腻等胃气不降、痰浊壅滞之症。又肝、心母子相联，气、血攸关，其经脉过胸胁，肝气郁结，痰气胶阻心脉，故出现心前区憋闷及缺血性心电图征象。其病理演变过程依次为气郁——痰壅——络阻，累及肝、脾、胃、心、脉等脏腑，而肝郁实为诸病始动之因。

其治也，本应针对肝郁以疏肝理气为主，然余长期临证实践体会，肝郁径直疏肝确实不若健脾理气之效捷，后者即所谓敦土以营木、敦土以抑木也。因是方中重用益气健脾之黄芪、党参、山药、白术、茯苓，以增强化痰活血之本。复以茵陈、生麦芽、枳实行气疏肝，瓜蒌皮、薤白、法半夏、莱菔子泄浊豁痰开结，川芎、赤芍、红花、丹参、三七活血祛瘀通络，鸡内金、焦麦芽消食和胃。尤需再三申述的是，茵陈虽然性稍寒，于阴寒凝敛之痰浊未必合宜，然在大剂辛温之黄芪、党参、白术、薤白、法半夏等药的制约下，则寒性大折，一如平性，与生麦芽合用，秉承少阳生发之气，气质清轻柔和，其疏泄肝胆之郁较柴胡更佳，且能协助它药利湿泄浊祛痰，软坚散结消癥。

22. 益气温阳、活血通脉法治疗雷诺病

患者女性，32 岁，已婚，事业单位职工，广东省紫金县人，住广东省河源市。2006 年 12 月 30 日初诊。

【主诉】 双手腕关节远端青紫发冷反复发作 1 年。

【现病史】　患者近 1 年来无明显诱因下双手腕关节远端反复青紫发冷，天寒或久驻空调房时发作或加重，畏寒，饮食正常，二便通畅，眠安。

【体格检查】　双手腕关节远端皮肤青紫，皮温低，皮肤弹性尚可。舌质淡红，舌苔薄白，脉细软。

【诊断】　中医诊断：寒厥证（寒凝经脉）。西医诊断：雷诺病。

【治疗】　补气温阳，活血通脉。处方：黄芪 60g，党参 60g，白术 10g，茯苓 10g，巴戟天 20g，肉苁蓉 20g，当归 10g，白芍 10g，川芎 10g，桂枝 12g，鸡血藤 30g，炙甘草 10g。5 剂，每日 1 剂，水煎，由本院中药汤剂制剂室按标准机械煎煮，塑料软袋真空包装，每袋 150ml，每日 3 次，每次 1 袋，温服。

2007 年 1 月 24 日二诊：

诉照方在河源市就近取药，连服 20 剂后双手青紫发冷完全缓解，舌脉如常。为巩固疗效，复以上方加减 5 剂。处方：黄芪 60g，党参 60g，葛根 30g，丹参 30g，制附片 12g，肉桂 18g，细辛 3g，地龙 30g，赤芍 15g，川芎 10g，三七 6g，鸡血藤 30g，炙甘草 10g。患者服药后未复发。

【按】

雷诺病是血管神经功能紊乱引起的肢端小动脉痉挛性疾病，以患区皮肤苍白、青紫发冷、出汗为特征。本病由 Maurice Raynaud 于 1862 年首次报道，故称雷诺病。其病变特征、病理机制与中医寒厥证颇为相符，《伤寒论》对厥证的含义及寒厥证的证治都有较详细论述，如 337 条"凡厥者，阴阳气不相顺接，便为厥。厥者，手足逆冷者是也。"351 条"手足厥寒，脉细欲绝者，当归四逆汤主之。若其人内有久寒者，宜当归四逆加吴茱萸生姜汤。"指出厥证的主要症状是"手足逆冷"；病理机制是"阴阳气不相顺接"，致四肢气血运行不畅，温润不及。导致厥证的原因很多，阳虚阴盛、血虚寒凝、热邪郁遏、痰涎壅阻、气机郁滞等均可致厥。余认为，当归四逆汤所主之"厥寒"并非血虚寒凝。血不虚而外寒过盛，致血脉凝涩紧缩者，也可出现"脉细欲绝"，本患者即其例证。况且当归四逆汤及当归四逆加吴茱萸生姜汤的药物组成皆为温通经脉之品，当归辛温活血养血，亦在温通血脉，故方之所制，似乎更适于阴寒太盛或阳虚寒盛者。该患者腕关节以远青紫发冷，证非阳虚，而是暴露在外的手被外寒侵袭所致。故余仿当归四逆汤意，不套用原方，以黄芪、党参、白术、茯苓、炙甘草补益元气，助推血液运行，温煦肌肤腠理；巴戟天、肉苁蓉、制附片、肉桂、细辛温阳散寒通脉，葛根、当归、芍药、川芎、鸡血藤、地龙、三七养血活血通络。方与证合，故收效捷然。

23. 益气温肾、养血通脉法治疗雷诺病、慢性皮质功能减退症

患者女性，28 岁，已婚，事业单位职工，住深圳市宝安区新安街道，湖北襄樊市人。2008 年 12 月 12 日初诊：

【主诉】 四肢冰凉、麻木伴疲劳乏力 6 年多。

【现病史】 患者自 21 岁开始四肢冰凉，麻木不仁，手足尤甚，项背强急，饮食如常，大便干，小便调，夜卧易醒，醒后能安睡，性欲冷淡。

【体格检查】 素体纤弱，面色萎黄少华，双手足冰凉，指（趾）尖尤甚，痛温觉正常，舌质淡红，舌苔薄白，脉细软。

【诊断】 中医诊断：手足寒厥证（肾阳虚）。西医诊断：1. 雷诺病；2. 慢性皮质功能减退症？

【治疗】 益气温肾散寒，养血活血通脉。黄芪桂枝五物汤、当归四逆汤、四逆汤化裁，处方：黄芪 30g，党参 30g，白芍 10g，熟地黄 15g，淫羊藿 15g，肉苁蓉 15g，当归 15g，枸杞子 15g，附子 30g，丹参 30g，桂枝 10g，干姜 10g，大枣 10g，炙甘草 6g。每日 1 剂，水煎取液 100ml，温服，日煎服 3 次。另予益气维血颗粒 10g，1 日 3 次，口服。

患者按上方持续服药 25 剂，手足厥冷、麻木缓解。

【按】

患者于三七罹病，发病即以手足冰凉、项背强急为主症，余既往的经验证实，但凡女子病若是者，多呈阳虚血寒之证。该患者体貌娇弱，平素少劳，其病既似《伤寒论》351 条"手足厥寒"、352 条"厥逆而恶寒"，亦类《金匮要略》之血痹，病因病机总归血虚感寒，寒邪凝敛，气血运行不畅，机体尤其四末失于温养；或阳气久伤，阴寒内盛，血脉失之温煦而成。阳虚寒凝既久，血脉必然滞涩而厥冷，故治以益气温经和营通痹之黄芪桂枝五物汤、养血通脉温经散寒之当归四逆汤、温阳祛寒回阳救逆之四逆汤合

方，更加益气温阳养血活血之党参、淫羊藿、肉苁蓉、熟地黄、枸杞子、丹参，俾阳气复，血脉畅，厥自去。

24. 补气活血通络法治疗左下肢静脉血栓形成

患者女性，51岁，已婚，家务，住深圳市宝安区新安街道，湖北武汉市人。2007年4月13日初诊：

【主诉】　左下肢胀痛2个月。

【现病史】　患者无明显诱因下，于2007年2月17日出现左下肢胀痛，运动后加重，皮肤变紫，饮食、二便正常，眠安。

【体格检查】　左下肢膝关节以远皮肤褐色，远端尤甚，可触及条索状物，直腿伸踝实验（Homan征）阳性，压迫腓肠肌实验（Neuhof征）阳性。右下肢皮肤无异常。心率72次/分，节律齐，未闻及心脏杂音。双肺呼吸音清。舌质淡红，舌苔薄白，脉缓。

【其他检查】　2007年4月6日某人民医院彩超提示："左股总静脉、股浅静脉、腘静脉血栓形成，管腔大部分闭塞"。

【诊断】　中医诊断：脉痹（血脉瘀阻）。西医诊断：左下肢静脉血栓形成。

【治疗】　补气活血通络。处方：党参60g，黄芪60g，葛根30g，丹参30g，桃仁10g，三七6g，赤芍20g，红花5g，地龙60g，水蛭9g，土鳖虫12g。每日1剂，水煎取液100ml，温服，日煎服3次。患者持续服药15剂，症状缓解。

【按】

静脉血栓形成是静脉血管腔内血栓形成导致静脉回流受阻的病变，一般继发于静脉急性非化脓性炎症，病变主要累及四肢浅静脉和下肢深静脉。现代医学认为其发病机制与血管内皮功能损伤、血液中致凝物质增多或活性增强、某些原因导致血流缓慢有关。

从中医学而言，"心主身之血脉"，血液在血管中流行不息，环周不休，主要依赖心气的推动和脉管"壅遏营气，令无所避"的功能正常，当然，还有肺的宣发和百脉朝会、肝的疏泄与藏血、脾的统血等脏器功能的参与，以及脉道通利之前提。其中，心气充沛、血液充盈、脉道通利对维持正常的血液循环尤其重要。从血液循环的生理功能来推导其病理变化，本病的病机关键在于气虚血瘀，气虚为本，血瘀为标，血瘀形成之后又反过来损耗元气，引起气滞。

治疗应本着"血有蓄而结者，宜破之逐之"（张介宾《景岳全书·三十卷·杂证谟·血证》），以补气活血、祛瘀通络为主，并且补气力度要大。因此，方中重用党参、黄芪大补元气以推动血行；葛根、丹参、桃仁、三七、赤芍、红花活血祛瘀，并取地龙、水蛭、土鳖虫等虫类善行经络之品，破血逐瘀，通利血脉。气充可助血行，瘀化血脉通畅，气滞消，病自除。余体会，补气活血通络法对静脉血栓形成之新病者疗效颇佳，对积年失治的沉疴难起。后者或许需借现代医学之手术摘除血栓。

25. 清热利湿解毒、凉血活血通络法治疗左下肢血栓性浅静脉炎

患者男性，33岁，已婚，保安员，住深圳市南山区西丽街道，河南省封丘县人。2007年11月28日初诊：

【主诉】 左下肢瘀紫肿痛12天。

【现病史】 患者于2007年10月31日因左踝关节扭伤致局部瘀肿疼痛，经治疗肿痛逐渐减轻。11月14日下午因清洗大楼顶部水池，当晚出现高热，在附近某人民医院住院治疗，2天后热退，而左小腿中下段瘀紫肿痛加重，局部皮肤灼热，始终无缓解，遂于昨日出院，转延余治，饮食、二便正常，眠安。

【体格检查】 左小腿中段后内侧可触及约5cm×4cm硬结，局部紫黄，中段以下皮肤紫暗，肿胀，压之不痛，部分瘀紫皮肤上皮脱落。左小腿肤色正常。舌质淡红，舌苔薄白，脉弦。

【其他检查】 外院血管彩超报告：左下肢血栓性浅静脉炎。

【诊断】 中医诊断：脉痹（瘀血合湿热毒邪痹阻脉道）。西医诊断：血栓性浅静脉炎。

【治疗】 清热利湿解毒，凉血活血通络。四妙勇安汤合四妙丸化裁，处方：金银花40g，土茯苓30g，玄参20g，蒲公英20g，紫花地丁20g，黄柏

18g，薏苡仁15g，川牛膝20g，赤芍20g，当归10g，生地黄30g，牡丹皮20g，红花10g，甘草30g。5剂，每日1剂，水煎3次，取煎液600ml混合，先温服200ml，尔后每1小时温服50ml。

患者按上方持续服药35天，患处皮肤灼热、肿痛缓解，瘀紫变浅。

【按】

血栓性浅静脉炎是多因素引起的浅静脉腔内炎症性血栓性病变。以浅静脉分布部位红、肿、热、痛，伴条索状物或肿硬结节为主要临床表现；急性期常出现发热、全身不适等症状；下肢多见。现代医学认为，本病主要是静脉壁损伤，包括外伤，使瓣膜功能不全；或静脉曲张、肿瘤等因素，使血流处于瘀滞状态；或血液呈高凝状态，导致血栓形成及炎性改变。该患者乃由外伤引起。

中医对此病有多种称谓，《黄帝内经·素问》始称"脉痹"，谓"以夏遇此者为脉痹。"其病机关键乃"痹……在于脉则血凝而不流。"《金匮要略》有"血痹"之论，虽然其内涵是血气痹阻，但究属经脉痹阻范畴，当与脉痹同类。《诸病源候论》谓之"恶脉"，云"恶脉者，身里忽有赤络，脉起籠从，聚如死蚯蚓状；看如似有水在脉中，长短皆逐其络脉所生是也。由春冬受恶风，入络脉中，其血瘀结所生。久不瘥，缘脉结而成瘘。"《医宗金鉴》称为"青蛇毒"，谓"此证又名青蛇便，生于小腿肚之下，形长二三寸，结肿，紫块，僵硬，憎寒壮热，大痛不食，由肾经素虚，膀胱湿热下注而成。"病机总在血脉损伤，外溢肌肤，阻滞脉道，瘀血凝结，化热酿毒，内蕴脉道，故沿静脉走向出现红、肿、灼热；血栓栓塞脉道，故患处瘀紫结节；瘀血凝滞肌肤，气血不畅，血化为水，浸渍患处以远肌肉，故局部肿胀。

治疗针对病机，以四妙勇安汤合四妙丸化裁。方中金银花、土茯苓、玄参、蒲公英、紫花地丁、黄柏清热解毒，药理研究证明，这些药物有较好的抗菌、消炎、解热作用；薏苡仁清热利湿消肿；川牛膝、赤芍、当归、生地黄、牡丹皮、红花清热凉血，活血散瘀，有解痉镇痛、扩张周围血管、抗血小板聚集、抗血栓和改善外周微循环的作用；甘草清热解毒调和诸药。方中金银花、玄参、当归、甘草同用即四妙勇安汤，有显著的降低纤维蛋白原、抗凝、溶栓、调节免疫等功能，是专治热毒血瘀之血栓闭塞性脉管炎、血栓性静脉炎的效方。而黄柏、薏苡仁、川牛膝相伍，又具清热利湿、舒筋通络之四妙丸雏形。川牛膝活血祛瘀，"走而能补，性善下行"，可引诸药直达病所（《本草经疏》）。全方合用，共奏清热利湿解毒，凉血活血通络之功。方证相符，是以效彰。

26. 益气通脉、凉血活血、清热解毒法治疗双下肢血栓性浅静脉炎

患者男性，32 岁，2007 年 11 月 18 日

【主诉】 双小腿中段以下皮肤瘀紫 10 年。

【现病史】 患者于 10 年前的一天早晨，起床后发现双小腿皮肤紫斑，无痛痒，不发热，尔后小腿中下段皮肤整体变紫暗，天气炎热易发炎瘙痒，之后结紫斑，伴下肢静脉曲张，双上肢浅静脉青筋暴露，到处求医治疗不效，饮食正常，二便调，眠安。

【体格检查】 两小腿中段以下皮肤紫暗无泽，弹性尚可。舌质淡红，舌苔薄白，脉缓。

【其他检查】 外院既往血管彩超检查：双下肢血栓性浅静脉炎。

【诊断】 中医诊断：脉痹（气虚瘀毒痹阻血脉）。西医诊断：双下肢血栓性浅静脉炎。

【治疗】 益气通脉，凉血活血，清热解毒。四妙勇安汤加味，处方：黄芪 50g，玄参 30g，生地 30g，金银花 30g，甘草 30g，赤芍 20g，牡丹皮 20g，当归 10g，红花 10g，川牛膝 10g，怀牛膝 10g。5 剂。每日 1 剂，水煎 3 次，取煎液 600ml 混合，先温服 200ml，尔后每 1 小时温服 50ml。

患者复诊多次，总以上方进退，连服 52 剂，双小腿皮肤紫斑明显淡化。

【按】

此系积年沉疴反复发作的案例，以其病初未能根治，致热毒与瘀血搏结，胶黏不去，蛰伏脉内，一遇天气炎热，则内外相感而发病。综观脉症，虽病雁十年，而病机仍不离瘀热毒邪壅遏脉道，唯其病积既久，正气必虚，故治疗予益气通脉，凉血活血，清热解毒。方中重用黄芪补养气血，托毒生肌，冀沉痼之瘀热得以溶通。生地黄、赤芍、牡丹皮、当归、红花、川牛膝凉血活血祛瘀，得黄芪君用，有补气通脉之妙。玄参苦、甘、咸、寒，质润多液，功善清热解毒、滋阴降火；金银花甘、寒，清热解毒，有较强的广谱

抗菌作用，素为疮家圣药；甘草甘、平，清热解毒，缓急止痛，调和药性；三者皆可用于各种热毒、疮疡、痛斑，对热毒血瘀之血栓闭塞性脉管炎、血栓性静脉炎尤有奇效，只是用量要大。怀牛膝乃足厥阴、少阴之药，性善下行，补肝肾，强筋骨，通血脉，且能引药直达下肢病所，《神农本草经》谓其"逐血气、伤热火烂。"余常以之治疗本病，可增强诸药效应。无奈病逾十年，康复已难，唯对症调治，以防病加、以制病发尔。

27. 清热解毒、凉血祛瘀法治疗高龄左下肢坏死性血栓性静脉炎

患者男性，87岁，已婚，退休干部，住深圳市宝安区新安街道，广东省韶关市人。2008年7月23日初诊：

【主诉】　左踝关节周围软组织红紫21年，肿痛1个月。

【现病史】　患者21年前因左踝关节骨折，以石膏固定，愈合后石膏固定区留下永久性皮肤紫暗，每年夏天常因天气炎热而出现红肿疼痛。1个月前，感觉左踝关节周围软组织灼热，继之出现红肿，疼痛，曾在两家医院治疗未愈，痛连终日，夜卧难眠，足趾无红肿灼痛，饮食正常，二便调。

【体格检查】　舌质淡红，舌苔薄白，脉缓弦。

【其他检查】　外院既往彩超检查：左小腿浅、深静脉血栓形成。

【诊断】　中医诊断：脉痹（瘀热痹结）。西医诊断：左下肢坏死性血栓性静脉炎。

【治疗】　清热解毒，凉血祛瘀。自拟解毒通脉汤，处方：金银花30g，玄参30g，紫花地丁15g，蒲公英15g，生地黄15g，赤芍15g，牡丹皮15g，当归10g，川芎10g，川牛膝10g，水蛭10g，甘草30g。7剂，每日1剂，水煎3次，温服。

2008年8月2日二诊：

患者服药以来，症状逐日改善，现红肿消退，瘀紫变淡，疼痛不再。治疗守前方继服5剂，巩固疗效。

【按】

此亦积年沉疴反复发作的案例，患处组织已完全栓塞坏死，康复已无希

望，唯对症治疗其复发之炎症也。患者刻下症状乃瘀热使然，谓其新发可也，谓其复发亦可也。故治疗针对标急，以自拟解毒通脉汤清热解毒，凉血活血，祛瘀通络，俾热毒去，瘀阻缓，而病症消矣。又有双下肢血栓性浅静脉炎10年者，余治以清热解毒，凉血祛瘀的同时，更以重剂黄芪益气通脉（见"26. 益气通脉、凉血活血、清热解毒法治疗双下肢血栓性浅静脉炎"），而此患者罹病21年，且系耄耋之躯，其正虚不待言之，何以不用黄芪补而通之呢？盖前者双小腿中段以下皮肤瘀紫而无红肿热痛，舌脉已现气虚之征，加上久病必虚，故以黄芪益气补虚。本案红肿热痛俱见，黄芪已非适用之品，当在清热解毒的同时，更以水蛭等破血逐瘀抗凝之物通其血脉。二者虽同为沉疴之静脉炎，但由于虚实缓急之异，而治有分别。

28. 扶正解毒、清热凉血、活血祛瘀法治疗右下肢深静脉血栓形成

患者女性，39岁，已婚，商人，住深圳市宝安区新安街道，广东省高州市人。2007年12月30日初诊：

【主诉】 右小腿肿痛3个月。

【现病史】 患者近3个月来无明显诱因下出现右小腿腓肠肌肿痛，不竭昼夜，行走稍久则肿痛加重，右腿如裹铅样滞重，患处常有灼热感，夜卧肿胀稍减而疼痛仍作，左侧小腿运动如常。曾经外院西药对症治疗（药物不详），症状无改善，饮食、二便正常，眠安，经调。

【既往史】 有慢性浅表性胃炎，未根治。

【体格检查】 右小腿近端2/3处明显肿胀，周长36cm，左小腿近端2/3处32.5cm，未触及条索状物，腓肠肌按压柔软，局部皮肤无红紫，舌质淡红，舌苔薄白，脉弦缓。

【实验室检查】 本院2007年12月30日生化28项检查：总胆固醇（酶法）：5.60mmol/L，余项正常。凝血4项（PT、APTT、TT、Fbg）：正常。抗"O"（凝集法）：400IU/ml，类风湿因子（凝集法）80IU/ml，红细胞沉降率（手工法）20mm/h。

【其他检查】 深圳市某医院2007年11月27日双下肢血管超声探查（SEQUOIA512-8）："右下肢深静脉内异常声像，考虑深静脉血栓形成。左

下肢深静脉、双侧下肢动脉未见明显异常声像。"

【诊断】　中医诊断：脉痹（瘀毒痹结）。西医诊断：1. 右下肢深静脉血栓形成；2. 慢性浅表性胃炎；3. 高胆固醇血症；4. 类风湿关节炎。

【治疗】　清热解毒，凉血活血，祛瘀止痛。处方：土茯苓 30g，玄参 30g，甘草 30g，血竭 10g，三七 10g，没药 12g，生地 20g，丹皮 20g，当归 20g，川牛膝 10g，怀牛膝 10g，赤芍 20g。4 剂，每日 1 剂，水煎 3 次，取煎液 600ml 混合，先温服 200ml，尔后每 1 小时温服 50ml，直至药尽。

2008 年 1 月 4 日二诊：

患者服药后右小腿胀痛无改善，舌质淡红，舌苔薄白，脉缓。

治疗加强补气活血通脉。处方：黄芪 50g，党参 50g，水蛭 10g，红花 10g，桃仁 10g，三七 10g，炮甲珠 10g，制没药 10g，川牛膝 15g，泽兰 15g，玄参 30g，甘草 30g，当归 10g，金银花 30g。5 剂，煎服法同上。

2008 年 1 月 10 日三诊：

患者进上药后右小腿胀痛明显减轻，肿胀较前缩小，周长 34.2cm，左小腿对称处无变化，舌脉同上。

治疗上方玄参、甘草、金银花各加至 40g，当归加至 20g，另加毛冬青 30g，以加强清热解毒，活血通络。7 剂。患者服尽是药右小腿肿痛消失。

【按】

深静脉血栓形成主要由静脉高凝状态、血流滞缓和血管壁损伤引起，与血栓性浅静脉炎属同一类疾病。在中医均属"脉痹"范畴，其病因病机与治法方药已详于血栓性浅静脉炎诸案中。

与血栓性浅静脉炎治疗相同，本病亦宜清热解毒，凉血活血，祛瘀止痛，或酌以补气扶正之品。揆度初次用药效果不显，并非药不对症，实乃迁延数月，病已深重痼结，且久病多虚，故二诊治法方药稍作调整，予重剂黄芪、党参补气以通脉，加水蛭、炮甲等大队活血破瘀之品，同时以四妙勇安汤解脉中热毒，使气充瘀化毒解，顽疾因是得以迅速缓解。所用药物实际已含西医溶栓疗法之成分，而效价较之更优。

第四章 呼吸系统疾病

29. 清疏风热,宣肺止咳法治疗急性上呼吸道感染

患者女性,60岁,已婚,家庭闲养,住深圳市宝安区新安街道,深圳市人。2008年12月16日初诊:

【主诉】 每日下午5时发热恶寒1周。

【现病史】 患者1周来每日下午5时发热,恶寒,常服安乃近等自备药而止,头痛,咽痒,咳嗽少痰,纳谷不馨,二便调。

【体格检查】 体温37.5℃,咽后壁轻度充血,双肺呼吸音清,舌质淡红,舌苔薄白,脉缓。

【实验室检查】 血常规:白细胞$8×10^9/L$,粒细胞区细胞比值67%。疟原虫:阴性。

【诊断】 中医诊断:急喉痹(风热侵袭肺系)。西医诊断:急性上呼吸道感染。

【治疗】 清疏风热,宣肺止咳。小柴胡汤合银翘散加减。葛根30g,连翘15g,金银花15g,桔梗10g,杏仁10g,黄芩10g,法半夏10g,柴胡10g,熟地黄15g,荆芥10g,玄参15g,甘草6g。3剂,每日1剂,水煎3次,每次取煎液100ml,温服。

患者服完3剂,发热、恶寒、头痛、咽痒、咳嗽诸症消失。

【按】

上呼吸道包括口、鼻、咽、喉，在中医属肺系，乃人体与外界接触之门户，最易被外邪侵袭。咽喉上连口、鼻，鼻上连额窦、侧连蝶窦；咽喉之背侧即项部软组织和颈椎，故一旦咽喉或口鼻罹病，常常相互影响。人体手足阴阳十二经脉，除手厥阴心包经外，其余十一条经脉都上达头颈项部，与咽喉发生直接或间接联系。其中，络属咽喉的有足阳明胃经"其支者，从大迎前下人迎，循喉咙，入缺盆"、足太阴脾经"挟咽，连舌本，散舌下"、手少阴心经"其支者，从心系上挟咽，系目系"、手太阳小肠经"入缺盆，络心，循咽，下膈"、足少阴肾经"其直者，从肾上贯肝膈，入肺中，循喉咙，挟舌本"、足厥阴肝经"循喉咙之后，上入颃颡，连目系，上出额，与督脉会于巅"，过走颈项的有手太阴肺经"从肺系（近喉部）横出腋下"、手阳明大肠经"上出于柱骨之会上，下入缺盆，络肺……其支者，从缺盆上颈"、手少阴心经"其支者，从心系上挟咽，连目系；其直者，复从心系却上肺，（至喉部）下出腋下"、手太阳小肠经"绕肩胛，交肩上……其支者，从缺盆循颈上颊"、足太阳膀胱经"其直者，从巅入络脑，还出别下项"、手少阳三焦经"其支者，从膻中上出缺盆，上项，系耳后"、足少阳胆经"循颈，行手少阳之前，至肩上，却交出手少阳之后，入缺盆……其支者，别锐眦，下大迎，合于手少阳，抵于䪼，下加颊车，下颈，合缺盆"，循行颜面的有手阳明大肠经"贯颊，入下齿中，还出挟口，交人中，左之右，右之左，上挟鼻孔"、足阳明胃经"起于鼻之（疑是"上"字），交频中，旁纳太阳之脉，下循鼻外，入上齿中，还出挟口环唇，下交承浆，却循颐后下廉，出大迎，循颊车，上耳前，过客主人，循发际，至额颅"、手太阳小肠经"上颊，至目锐眦，却入耳中；其支者，别颊，上䪼，抵鼻，至目内眦"、足太阳膀胱经"起于目内眦，上额，交巅"、手少阳三焦经"其支者……直上出耳上角，以屈下颊至䪼，其支者，从耳后入耳中，出走耳前，过客主人前，交颊，至目锐眦"、足少阳胆经"起于目锐眦，上抵头角，下耳后……其支者，从耳后入耳中，出走耳前，至目锐眦后"、足厥阴肝经"其支者，从目系下颊里，环唇内"。基于脏腑经络在生理病理上的相互联系，上呼吸道一旦发生感染性病变，除直接累及所属之口、鼻、咽、喉等器官产生局部症状外，也同时累及所关联的经脉，产生全身症状。易言之，脏腑病变也可通过经络反映到口、鼻、咽、喉，此系内伤致病，与外感有别。所以，鼻咽疾病辨证施治既要关注局部症候体征，也要考量相关脏腑经络的影响。该患者以发热、恶寒、头痛、咽痒、咳嗽为主症，很显然，是风热侵犯太阳，直袭肺系，每日下午5时发热恶寒若潮汐定时而作者，乃外邪乘一日阳气渐衰、阴气渐长之时而肆虐，机体正气仍能奋起抗邪使然，亦是外邪将入少阳之象。故治疗以银翘散加裁，疏泄在表之风热；以小柴胡汤加减，和解少阳，疏泄枢机，使将入里之外邪仍从表解。

30. 和解枢机、清利咽喉、燥湿实脾法治疗肠易激综合征、慢性咽喉炎

患者男性，33岁，已婚，公务员，住深圳市宝安区沙井街道，深圳市宝安区人。2008年12月21日初诊于莅临我院讲学的全国名中医、湖北中医药大学梅国强教授：

【主诉】 大便稀溏、咽痛反复发作4年多。

【现病史】 患者4年多来凡食生冷，饮啤酒、饮料等必腹泻稀水便，且稍微饮食不慎，或气候变异则咽喉肿痛。日前咽痛再发，经抗生素治疗稍微减轻，目前仍咽痛，声嘶，咳嗽黄痰，大便日行4～5次，排便不爽。平时工作压力较大。

【体格检查】 咽后壁充血，舌苔白而略厚，脉缓。

【诊断】 中医诊断：1. 泄泻（痰热郁遏少阳）；2. 慢喉痹（痰热郁遏少阳）。西医诊断：1. 肠易激综合征；2. 慢性咽喉炎。

【治疗】 和解枢机，清利咽喉，燥湿实脾。柴胡温胆汤加减，处方：柴胡10g，黄芩20g，法半夏10g，陈皮10g，茯苓30g，竹茹10g，枳实20g，莱菔子10g，广木香10g，砂仁10g，黄连10g，肉豆蔻10g，射干10g，马勃10g，半枝莲30g，青蒿20g，滑石10g。7剂，每日1剂，水煎取液100ml，温服，日煎服3次。

2009年1月16日二诊：

患者咽炎再发，其访知梅老乃余恩师，自忖老师医术如此高超，其门生必也不差，遂专程延余诊治，告以自服梅老方药后，大便成形，消化功能明显好转。刻下咽喉干痒不痛，咽后壁充血，无鼻塞，不咳，不发热，饮食正常，大便稀，日3～4次，小便调，舌质红，舌苔薄白，寸脉缓，关尺弱。

余审视病情，遂以针对深圳气候环境制定的清利咽喉验方与之，处方：葛根30g，连翘15g，金银花15g，黄芩15g，桔梗10g，山药30g，法半夏15g，薄荷10g，熟地黄15g，栀子10g，射干10g，玄参15g，甘草6g。5剂，煎服法同上。其同事转告，药尽病愈。

【按】

梅老认为，手足少阳经脉，包括与足少阳胆经相互络属的足厥阴肝经，皆上循咽喉颈项，下行胸腹之间。肝胆气结，则少阳经脉亦易为之郁滞，上可冲逆咽喉而致咽喉肿痛不利，下可克伐脾土而致脾胃肠运化失常，清浊反作，出现泄泻等木土不和证。反过来讲，外邪侵袭，痰热搏结咽喉，亦可累及少阳经气不利，而见咽喉肿痛、咳嗽胸胁满痛等太少同病证。又脾胃素弱者，以其敦化乏力，易令气滞湿阻于中，肝胆疏泄不及，厥阴少阳经气郁滞，而成肝强脾弱证。其在咽胸者，是上焦痰热，兼少阳经气不利；其在胸腹者，是中焦痰热，兼少阳经气不利。该患者正值盛年，体质不虚，职为政府工作人员，心理压力较大，易致肝胆气郁，少阳经气不利。泄泻而排便不爽，是木郁乘土也。咽喉肿痛、痰黄、苔白厚，皆痰热郁结也。故治以和解枢机，清利咽喉，燥湿实脾。以柴胡温胆汤化裁。柴胡温胆汤乃小柴胡汤、温胆汤合方加减而成，基本药物为柴胡、黄芩、法半夏、陈皮、茯苓、竹茹、枳实。因其少阳枢机不利，胆火内郁，更兼湿热阻滞，故去人参、甘草、大枣。合方以后，其功效不仅是二者之叠加，而且使用更为灵活，适应证更广。

31. 益卫解毒润肺止咳法治疗间质性肺炎

患者女性，36岁，已婚，家务，住深圳市宝安区新安街道，广东省清远市人。2008年6月28日初诊：

【主诉】 咳嗽2个多月。

【现病史】 患者近2个多月来，呛咳无痰，咽干痒，胸闷，不发热，口干，纳呆，二便调。

【既往史】 2005年9月患"甲亢"，未根治。对青霉素类、头孢菌素类、大环内酯类药物过敏。

【体格检查】 咽后壁淡红，双肺呼吸音清，未闻及干、湿啰音。心率78次/分，节律齐，未闻及心脏杂音。舌质淡红，舌苔斑剥薄白，脉缓。

【实验室检查】 血常规：白细胞计数 $7 \times 10^9/L$，粒细胞区细胞比值71.4%，余项正常。

【其他检查】 外院胸部X片检查：左肺间质性肺炎。

【诊断】 中医诊断：咳嗽（风热外袭）。西医诊断：1.咽炎；2.右肺间质性肺炎。

【治疗】 益卫疏风，清热解毒，润肺止咳。处方：黄芪30g，葛根30g，熟地黄15g，连翘15g，金银花15g，桔梗10g，杏仁10g，枇杷叶15g，牛蒡子10g，黄芩20g，鱼腥草30g，玄参15g，甘草6g。5剂，每日1剂，水煎取液100ml，温服，日煎服3次。另予清热消炎宁胶囊2.0g、山香园片2.0g，均1日3次，口服。忌生、冷、寒凉饮食，多饮温水。

患者服药3剂咳嗽停止，药尽未复发。续予补肺润肺中药5剂调理善后。

【按】

间质性肺炎是一组疾病的总称，病变在肺间质，又称弥漫性间质性肺病，或弥漫性实质性肺病。仅少数患者系病原微生物感染、粉尘吸入、有害气体刺激引发，绝大多数病因不明。病变早期以肺泡壁的炎症为主，后期主要呈弥漫性间质性肺纤维化改变。肺部X片可见两肺尤其下肺呈磨砂玻璃状改变，典型者见网状、结节状、条索状、小片状阴影。病理活检显示，肺泡萎缩，间质纤维化。其起病隐匿，进行性加重。主症为胸闷气紧，干咳。常因感冒、急性呼吸道感染而诱发或加重。部分严重患者在下肺野可闻及湿啰音。

本病属中医"咳嗽"范畴。多由六淫外邪侵袭肺系引发；年迈体衰或久病者，则因肺脾气虚而病作。盖肺为"华盖""娇脏"，其主气司呼吸功能实际是在宣发肃降功能的协调下进行的。通过宣肃交作以促进肺体自身运动，维持正常呼吸，洁净气道，排出肺中浊气与异物，布散水谷精微到全身，宣发卫气至皮毛，以固护体表，捍卫肺系。当六淫邪气侵袭肺系，或年高脏衰，久病他病，累及肺脏，致肺气不清，痰郁血滞，宣肃失常，迫气上逆，则咳嗽、胸闷作矣，而寒、热、虚、实证候乃其化也。

目前西医对本病缺乏有效治法，中医辨证治疗有一定疗效。该患者正值盛年，体质不虚，脉症表明，病系风热所伤，特是久咳难免伤损肺卫，故治疗径予益卫疏风，清热解毒，润肺止咳。方中黄芪、葛根补气固卫，尤善鼓舞脾胃清阳之气上行，以补益肺气，藩篱肺系，且能解肌舒筋。与辛温药合用，可解肌发汗，以治疗风寒表症；与辛凉寒药合用，可解肌清热，以治疗风热表症或兼内热者。药理研究显示，黄芪多糖有免疫增强作用，能增强小鼠网状内皮系统吞噬功能，提高巨噬细胞内醋酸 α-荼酚酯酶、酸性磷酸酶、三磷酸腺苷酶糖原及黏多糖含量，加强巨噬细胞对抗原处理和免疫调节作用，增加小鼠胸腺和脾脏的重量，促进体液免疫功能。[1]葛根具有抗病毒、解热和免疫调节作用，能提高巨噬细胞吞噬颗粒数量和吞噬率，升高 IL-12含量，促进天然免疫反应，抑制流感病毒感染早期病毒的复制，降低流感病毒感染小鼠体温的升高，减轻流感肺炎的损害。[2]连翘、金银花、牛蒡子、黄芩、鱼腥草、玄参疏风散邪，清热解毒，利咽消肿。分别具有不同程度的抗病原微生物、抗炎、调节免疫功能等作用，对流感病毒 A、金黄色葡萄球菌、绿脓杆菌、大肠杆菌、福氏志贺菌、卡他球菌、枯草杆菌、青霉菌、黑曲霉菌及酵母菌等多种病原微生物有明显抑制作用。余体会，牛蒡子、玄参配伍连翘、金银花，对鼻咽部炎症无论细菌还是病毒感染都有较好的抑制作用；玄参、连翘、金银花与黄芩、鱼腥草合用，对肺部细菌性及部分病毒性炎症都有较好的抗炎作用。[3-8]熟地黄、桔梗、杏仁、枇杷叶宣肺化痰，润肺止咳，对肺气上逆之咳嗽，无问寒热虚实皆有良好的祛痰镇咳作用。其中，熟地黄乃生地黄经反复蒸晒而成，蒸晒后其寒性尽失，转为微温，味甘不苦，质地阴柔，滋而不腻，除入肝肾养血益精补髓而外，还可入肺经滋阴润肺止咳，对阴虚劳嗽及外感咳嗽都有捷效，余有时单取 50～60g 令患者煎服，也能立马利咽止咳。盖肺叶娇嫩，不赖寒热，亦不赖脏腑之病气干扰。凡外感、内伤及肺者，最易致肺气上逆、肺气耗损。熟地色黄味甘，禀土气厚重阴静之德，故凡阴虚肺燥、气逆而咳者，非熟地之阴静甘柔不足以缓之敛之；凡外邪迫肺、气逆作咳者，亦非熟地之厚重滑润不足以镇之降之。药理研究证明，熟地可升高白细胞数，增强机体免疫功能，其镇咳机制或许就缘于此。[9]唯药性通常阳速阴缓，熟地乃至阴之物，非重剂难以迅速奏效。余回溯《本经》以降，熟地黄治阴虚咳嗽者有载，而直述其入肺经、治外感咳嗽者则无先言，特是记之，以供临床进一步验证探索。至于甘草，则不外清热解毒，调和诸药也。

【参考文献】

[1] 艾连中，吴艳，郭本恒，等 . 黄芪多糖的研究进展 [J] . 山东食品发酵，2008

（1）：39～41.

[2] 阴继爱，戴岳，安树庞. 葛根汤的药理和临床研究概况 [J]. 中华中医药学刊，2007，25（6）：1275～1277.

[3] 徐皓. 贯叶连翘的化学成分及药理作用研究 [J]. 安徽农业科学，2007，35（14）：4219～4221.

[4] 苟占平，万德光. 川产习用金银花的抑菌作用研究 [J]. 时珍国医国药，2008，19（3）：724～725.

[5] 龚又明，刘利根，宋科峰，等. 牛蒡子的研究进展 [J]. 海峡药学，2005，17（4）：1～4.

[6] 文敏，李雪，付守廷. 黄芩苷药理作用研究新进展 [J]. 沈阳药科大学学报，2008（2）：158～162.

[7] 胡汝晓，肖冰梅，谭周进，等. 鱼腥草的化学成分及其药理作用 [J]. 中国药业，2008（8）：23～25.

[8] 胡瑛瑛，黄真. 玄参的化学成分及药理作用研究进展 [J]. 浙江中医药大学学报，2008，32（2）：268～270.

[9] 冯建明，赵仁. 三种地黄炮制品现代研究进展 [J]. 云南中医学院学报，2000（4）：40～42.

32. 清宣肺热法治疗儿童高热

患者男性，9 岁，未婚，学生，住深圳市宝安区新安街道，深圳市人。2006 年 10 月 31 日初诊：

【主诉】 发热 1 天。

【现病史】 患儿于今晨 7 时上学途中因早晨气温很低而受凉，10 时左右开始恶寒，发热，校医测体温 39.2℃，予退热剂对症治疗后热退（用药不详），至 16 时左右体温再次升高，伴头痛，遂来我科就诊，否认咳嗽、咽胸疼痛，饮食、二便正常。

【体格检查】 T39.5℃，R16 次/分，神清，面赤，咽淡红，双肺呼吸音清，心率 92 次/分，节律齐，未闻及心脏杂音。舌质红，舌苔薄白，脉数。

【实验室检查】 血常规：白细胞计数 18.80×10^9/L，粒细胞区细胞绝对数 14.6×10^9/L，粒细胞区细胞比值 77.8%，中间型细胞比值 1.7×10^9/

L，淋巴细胞比值 13.3%。

【诊断】　中医诊断：外感发热（风寒袭表，卫气被遏）。西医诊断：感冒。

【治疗】　清疏风热，同时予消炎退热西药。处方：鱼腥草 10g，葛根 10g，连翘 10g，金银花 10g，桔梗 8g，杏仁 8g，枇杷叶 10g，荆芥 8g，藿香 8g，牛蒡子 8g，甘草 7g。2 剂，每日 1 剂，水煎分 3 次温服。柴胡注射液 2ml，肌注。葡萄糖氯化钠注射液 100ml、头孢唑啉针 2.0，静脉滴注，每日 1 次×2 天。

2006 年 11 月 4 日二诊：

患者经用上药治疗 1 天，高热消退，仅晚间偶尔低热，服完中药即退。今日中午再次发热，偶然干咳，查 T39.6℃，11 月 4 日复查血常规：白细胞计数 28.60×10⁹/L，粒细胞区细胞绝对数 44.1×10⁹/L，粒细胞区细胞比值 84.2%，中间型细胞比值 8.9%，淋巴细胞比值 9.8%。系病程中调护不当而病情加重。中药上方去牛蒡子加黄芩 10g，柴胡 8g，青蒿 15g。用法同上。西药续上药不变。

2006 年 11 月 8 日三诊：

按上法治疗 4 日，患儿发热忽高忽低，伴鼻塞，干咳，无汗。今日复查血常规：白细胞计数 9.30×10⁹/L，粒细胞区细胞绝对数 7.1×10⁹/L，粒细胞区细胞比值 75.8%，中间型细胞比值 14.2%，淋巴细胞比值 10.0%。考虑患儿始终无汗，抗生素已连用 1 周，发热始终不退，近日天气干冷，早晨尤甚，当系邪热内闭，不若停用西药，纯用麻杏石甘汤加味清宣肺热。处方：炙麻黄 8g，石膏 15g，鱼腥草 15g，黄芩 10g，连翘 10g，金银花 10g，杏仁 10g，甘草 7g。3 剂。5 天后其父来告，患儿服药 2 剂，发热止，诸症平复。

【按】

深圳自今年 10 月末以来，气温剧降，天气颇为干冷，早晨尤甚，这对长年生活在亚热带的人如同北方严寒加身一样，儿童尤其难耐其侵袭。风寒袭表，卫阳被遏，不能温分肉，故恶寒；正邪交争于表，故发热、面赤、舌红，血常规呈一派细菌感染之象。考虑到南方人的腠理不若北方人那样致密，故不取麻黄峻汗，而以葛根、荆芥、藿香芳香宣透之品，以祛肌表之寒；鱼腥草、连翘、金银花、牛蒡子苦寒清疏肺卫邪热；桔梗、杏仁、枇杷叶宣肺化痰,以防壅痰增热,所谓先安未受邪之地也;甘草解毒、调和诸药。同时以头孢唑啉抑制细菌感染。用药之初,症状本已控制,怎奈其间天气持续寒冷,患者究属稚嫩之躯,调摄失宜,因而,病情反复历一周不愈。检讨原因,患者发热始终无汗,是卫气闭郁,不共营气协和,邪热不得外泄;且头孢唑啉已用1周,亦不宜续用。故径以麻杏石甘汤加鱼腥草、黄芩、连翘、金银花,外宣卫气,以复开合,内清蕴热,以肃肺金,使邪热得宣透、清泄从内外而去。服药2剂其病即瘳,足显经方之神奇,唯需选用得当耳。

33. 辨作止、分缓急治疗儿童支气管哮喘并慢性支气管炎

某男,7岁,未婚,学生,住深圳市宝安区新安街道,深圳市人。2008年12月20日初诊于莅临我院讲学的全国名中医、湖北中医药大学梅国强教授:

【主诉】 咳嗽3年多。

【现病史】 患儿3年多来持续咳嗽,痰少难咯,平时易汗出,汗出则咳嗽加剧,鼻塞,不流涕,咽喉不痛而痒,饮食正常,二便调。

【既往史】 患支气管哮喘3年(每发皆对症治疗,用药不详)。

【体格检查】 扁桃体不肿大,双肺呼吸音稍粗,咳声稍重浊,喉中偶有水鸡声,舌质淡红,舌苔薄白,脉缓。

【诊断】 中医诊断:1.咳嗽(邪犯肺系);2.哮证(邪犯肺系)。西医诊断:1.慢性支气管炎;2.支气管哮喘(静止期)。

【治疗】 宣肺散邪,化痰止咳。射干麻黄汤化裁,处方:麻黄6g,射干6g,细辛2g,干姜5g,紫菀6g,款冬花6g,法半夏6g,五味子6g,浙贝母6g,桔梗6g,百部6g,前胡6g,黄芩8g,鱼腥草10g,白僵蚕6g,蝉衣6g。7剂,每日1剂,水煎3次,每次取煎液50ml温服。梅老即将返汉,特嘱患者复诊延余。

2008年12月30日二诊:

服上药咳嗽明显减轻,刻下以干咳为主,无鼻塞、咽痒,饮食、二便正常,舌质淡红,舌苔薄白,脉缓。

目前外邪已散，肺系宣通，支气管哮喘处于静止期，治宜补气宣肺，清疏止咳。改用下方：黄芪 10g，葛根 10g，连翘 8g，桔梗 6g，炙麻黄 5g，瓜蒌皮 5g，玄参 8g，金银花 8g，苦杏仁 8g，熟地黄 8g，炒牛蒡子 6g，炙甘草 5g。5 剂，煎服法同上。另予清热消炎宁胶囊 1.0g，山香圆片 1.0g，均 1 日 3 次，口服。

2009 年 1 月 3 日三诊：

服药后咳嗽继续减轻，汗出减少，舌质淡红，舌苔薄白，脉缓。

前方去玄参，加法半夏 6g，余药同上。处方：葛根 10g，黄芪 10g，连翘 8g，桔梗 6g，炙麻黄 5g，瓜蒌皮 5g，法半夏 6g，金银花 8g，苦杏仁 8g，熟地黄 8g，炒牛蒡子 6g，炙甘草 5g。5 剂，煎服法同上。

2009 年 1 月 8 日四诊：

服药后咳嗽、汗出进一步减少，大便软而成形，日 3 次，舌脉同上。

前方去葛根、杏仁，加太子参 10g，山药 10g。处方：太子参 10g，黄芪 10g，山药 10g，连翘 8g，桔梗 6g，炙麻黄 5g，瓜蒌皮 5g，法半夏 6g，金银花 8g，熟地黄 8g，炒牛蒡子 6g，炙甘草 5g。5 剂，煎服法同上。患儿照方连服 20 剂，咳嗽、汗出诸症尽瘳。

【按】

人本是自然界的一分子，出生就应该在自然界中反复锻炼身体，增强体质，以抗御和规避自然环境特别是气候变化对人体的伤害。儿童乃幼稚之体，骨骼脏器均在生长发育和逐渐完善之中，体质尤其肺系原本娇弱，不耐邪袭，加上当今深圳独生子女现象，家人往往过度呵护，刻意姑息，食则膏粱厚味，居则空调恒温，出则车以代步，犹若温室之苗，体质必然虚薄。该患儿持续咳嗽 3 年多，久咳必虚，平时多汗已显肺卫气虚。初诊时梅老基于患儿痰少难咯，咳声重浊，喉中偶有水鸡声，鼻塞，咽痒，加上有支气管哮喘宿疾，认为其病系虚实夹杂，目下以痰邪阻肺为主，治疗不宜即补，应予宣肺散邪，化痰止咳，先祛其邪，邪去方言补。故以射干麻黄汤去大枣之壅，加浙贝母、桔梗、百部、前胡、黄芩、鱼腥草、白僵蚕、蝉衣之属，使宣散外邪与收敛肺气并举，温化寒痰与清泄肺热既济，敛散相兼，寒温互制，祛邪而不伤正，性平而无偏弊，故患儿服药后久咳遽减。二诊时患儿家属转延余诊治，余观其脉候，痰咳已十去六七，而汗出无减，结合深圳地域气候温热之实际，遂改用益气生津、清疏风热、利咽止咳之剂，连用 30 天，积疴平复。所用药物皆平常之品，无需详析。特别提出的是熟地黄一物，古今医家多以之为补血滋阴之品，唯近代中西医汇通大家张锡纯常以之与生山药配伍，治疗"阴虚不纳气作喘，劳瘵咳嗽"，每建奇功，且单以之煎汤当茶饮，曾治愈十年劳喘。[1]余受此启发，先以之治疗久咳，无问是否阴虚皆有捷效；尔后即便急性外感咳嗽方中加之，其镇咳之力大增；又与牛蒡子合用，则利咽止咳之功效更著。余偶尔咽喉干痒，亦试饮之，汤过咽喉即有甘润清香之感，足见张氏之说不诬。

【参考文献】

[1] 张锡纯.医学衷中参西录［M］.王云凯，李彬之，韩煜，重校.石家庄：河北科学技术出版社，2006：279～280.

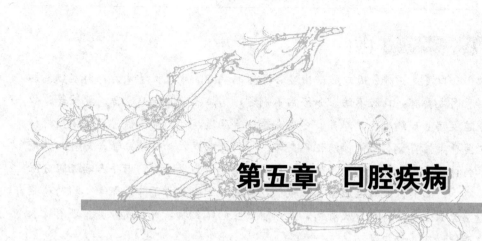

第五章　口腔疾病

34. 清化痰热法治疗口臭

患者男性，32岁，已婚，工人，住深圳市宝安区福永街道，广东省博罗县人。2001年4月23日初诊：

【主诉】　口臭、口干、口苦2年多。

【现病史】　患者近2年多来口臭、口干、口苦，不渴，纳食正常，大便软，小便调，眠安。

【体格检查】　舌质淡红，舌边齿痕，舌苔黄厚腻，脉弦。

【诊断】　中医诊断：口臭（痰热中阻）。西医诊断：肺胃源性口臭？

【治疗】　清化痰热。温胆汤合小陷胸汤化裁，处方：陈皮10g，法半夏8g，枳实15g，竹茹15g，白术10g，茯苓15g，川黄连6g，瓜蒌皮10g，砂仁10g（后下），白豆蔻10g（后下），厚朴15g，甘草7g。3剂，每日1剂，水煎取液100ml，温服，日煎服3次。

2001年5月6日二诊：

因旅游停药，服药期间口臭等症好转，二便调，补述有干咳2年多，舌质淡红，舌苔薄白而润，舌边齿痕，脉弦缓。

上方加枇杷叶30g，蚕砂15g。每日1剂，煎服法同上。患者连服10剂，口臭基本消除。

【按】

口臭是指呼气时口腔呼出臭秽气味的病症。现代医学认为，引起口臭的原因主要有：口腔不洁，如经常不刷牙，嗜烟酒，常吃葱、蒜、韭菜等；口腔疾病，如龋齿、牙龈炎、牙周炎等；胃肠道疾病，如慢性胃炎、幽门螺杆菌感染性胃炎、功能性消化不良等；呼吸道疾病，如肺脓疡等；另外，长期精神紧张，使副交感神经处于兴奋状态，唾液分泌减少；老年人唾液腺分泌减少；妇女月经期性激素水平较低，口腔组织抵抗力下降，等等，均易感染病原微生物，特别是厌氧菌，其分解产生的硫化物，可引发口臭。还有，长期便秘亦易致口臭。

从中医学而言，口臭的产生，一是饮食不节，食积胃脘，胃气不降，腐浊气逆。二是肝气郁结，横逆犯胃，肝胃不和，挟胃气上逆。三是脾胃蕴湿生热，痰热并浊气上泛。四是胃阴不足，虚火上蒸。五是劳心不歇，虚火郁蒸。六是热毒灼肺，脏阴受损。七是内腐疡疮，泛溢口鼻。

该患者所病即是痰热蕴阻中焦。故以温胆汤合小陷胸汤加减治之，方中陈皮、法夏、枳实、竹茹、甘草、茯苓，即温胆汤也，川黄连、瓜蒌皮与法半夏复构成小陷胸汤，二方相合，共奏清化中焦痰热之功。砂仁、白豆蔻、白术、厚朴，皆应症之品，意在加强燥湿化痰也。痰热去，胃腑通，故口臭、口干、口苦诸症尽去。

本病预防比治疗更具意义，预防的要领在于，注意口腔卫生，饮食清淡均衡，保持心情舒畅；适度体育锻炼。戒烟酒，多饮茶，避臭腐味。

35. 清热解毒利湿法治疗泛发性细菌性口腔溃疡并急性溃疡坏死性龈炎

患者男性，26岁，已婚，工人，住深圳市宝安区公明街道，湖南省益阳市人。1999年8月26日初诊：

【主诉】 龈、舌、咽喉溃烂溢脓、疼痛7天。

【现病史】 患者于本月20日晚无明显诱因下出现发热，咽痛，次日牙龈、咽喉溃烂溢脓，疼痛加重，无咳嗽，伴肌肉酸痛乏力，曾在我院急诊多次就诊，对症治疗，症状无改善（用药不详）。现牙龈、舌面、舌边、口唇、咽喉多处溃烂，疼痛，伴头痛头晕，肌肉酸痛，乏力，纳呆，二便调。

【体格检查】　口腔溃疡中间白腐溢脓、周边色红，舌质淡红，舌体胖嫩，舌苔中根部稍黄厚腻，脉滑。

【实验室检查】　血常规检查：白细胞计数 8×10^9/L，淋巴细胞计数 3.5×10^9/L，淋巴细胞比值44%。

溃疡面分泌物培养：发现 G^+ 球菌、G^- 球菌、G^- 杆菌，未见霉菌。

【诊断】　中医诊断：口疮（心脾积热）。西医诊断：1. 泛发性细菌性口疮；2. 急性溃疡坏死性龈炎。

【治疗】　清热解毒，利湿消肿。导赤散合五味消毒饮加减，处方：玄参15g，生地黄15g，竹叶10g，木通10g，甘草梢10g，赤芍10g，泽泻10g，紫花地丁10g，蒲公英10g，法半夏8g，炒麦芽10g，炒谷芽10g，黄连6g，白花蛇舌草10g，白头翁10g。5剂，每日1剂，水煎取液100ml，温服，日煎服3次。

1999年8月30日二诊：

服上药后口腔溃烂、疼痛明显好转，部分小溃疡已愈合，上下牙龈仍溢脓，口干，饮水多，只宜进流质，大便因进食量少而未行，小便量多色黄灼热，仍感轻微肌肉酸痛，舌质淡红，舌体胖嫩，舌苔白薄而腻，脉滑。

上方去炒麦芽、炒谷芽，加金银花10g，川黄连加至8g。5剂，煎服法同上。

1999年9月5日患者电话告知服药后病愈。

【按】

口疮是指口腔黏膜表面包括舌边、舌尖、前庭沟等处出现如豆大的黄白色溃疡点，灼热疼痛为特征的口腔黏膜病，依据病情也有称为口疳者。相当于西医之口疮性口炎、复发性口疮、急性溃疡坏死性龈炎。西医对本病的病因和发病机制尚不清楚，一般认为与内分泌紊乱，精神紧张，过度疲劳、α-溶血性L型链球菌感染，病毒感染，变态反应，遗传因素，胃肠功能障碍，缺铁、锌、叶酸、维生素 B_{12} 等物质、局部刺激等因素有关。病理改变为非特异性炎症。初期口腔黏膜充血、水肿、出现粟粒样红点，很快破溃形成溃疡，表面覆有纤维素性灰黄色假膜，周围有狭窄红晕，下方有少量坏死组织，伴大量炎症细胞浸润，胶原纤维水肿、玻璃样变或断裂消失。腺周口疮的病变与其相同，但范围大而深，且唾液腺腺泡破坏，腺管扩张，上皮增

67

生，形成"弹坑状"损害，愈后留下瘢痕。

中医认为，口属脾，舌属心，心属火，脾属土；而其经脉则手少阴心经"其支者从心系上挟咽，系目系"；足太阴脾经"连舌本，散舌下"。凡嗜食辛辣炙煿或过饮醇酒，以致心脾积热，不得发散，或复感风、火、燥邪，内外相激，循经上攻，热腐肌膜，则口舌生疮，该患者或属此类原因引起；又有口腔不洁，径被损伤，毒邪入侵，肌膜腐烂，致令口舌生疮；或素体阴虚，病后、繁劳过度，损及心肾，耗伤真阴，虚火上炎口腔而发病；更有久病伤气耗血而成气血亏虚之证。唯其虚火上炎，或气血久亏，故溃疡周围黏膜颜色轻微充血或不充血，病情常常反复发作。

鉴于病变总属炎症，病证唯分急慢，故余对深圳地区的患者，根据地域气候特征，概以导赤散合五味消毒饮加减治疗，皆有较好疗效。该患者所用方药即循此化裁。方中生地黄清热凉血养阴，无论实热、虚热皆可选用，与玄参等药配用，又具凉血解毒之效；研究证实，生地黄水提液可显著增加T淋巴细胞，抑制巨噬细胞表面Ia抗原表面水平，降低其抗原能力，促进ConA活化的脾淋巴细胞DNA和蛋白质的生物合成，对抗溶血素生成，大剂量有扩张肾血管与利尿作用，从而提高机体免疫力，促进疮面血液循环，以利溃疡修复。[1]玄参既能清热养阴，又能解毒散结，凡热毒实火、阴虚内热均可使用；药理研究显示，玄参中苯丙素苷具有保肝、抗血小板聚集、抗缺血、抗氧化损伤、降低血尿酸等作用，能促使炎症消散、溃疡愈合。[2]蒲公英、紫花地丁、黄连、白花蛇舌草、白头翁清热解毒，消痈散结；均有广谱抑菌、抗内毒素和免疫促进等作用，是疮痈肿毒之妙品。[3-4]淡竹叶清热除烦止渴，可导热毒从小便而出。泽泻、木通清利湿热，引湿热毒邪从下焦而出；药理研究表明，泽泻有抑菌、抗炎，增强网状内皮系统活性和抗补体活性，抑制脂多糖激活的巨噬细胞产生NO和抗过敏等多种免疫调节作用。[5]赤芍凉血活血。法半夏燥湿化痰散结。甘草清热解毒，导火通淋止痛，是诸般疮痈肿毒必用之品，又能调和药性，使达最佳效用。全方合用，清热解毒、凉血养阴，利湿导赤，心脾之热因循下行，故肿痛自去，口疮得愈。

【参考文献】

[1] 冯建明，赵仁. 三种地黄炮制品现代研究进展 [J]. 云南中医学院学报，2000，23（4）：40～42.

[2] 黄雄，黄媛. 中药玄参的研究进展 [J]. 中医药导报，2007，(10)：103～105.

[3] 吴艳玲，朴惠善. 蒲公英的药理研究进展 [J]. 时珍国医国药，2004，15（8）：

519～520.

[4] 张继红，麦曦，薛哲，等．紫花地丁有效成分的作用研究及临床应用 [J]．药品评
　　价，2007，4（6）：434～436.

[5] 徐晖．泽泻药理作用研究进展 [J]．湖南中医杂志，2004，20（3）：77～78.

第六章　消化系统疾病

36. 健脾和胃、燥湿祛瘀法治疗十二指肠溃疡、胃窦炎

患者男性，25 岁，未婚，工人，住深圳市光明新区，广东省湛江市人。1999 年 9 月 23 日初诊：

【主诉】　胃痛反复发作近 6 年。

【现病史】　患者 6 年来胃脘疼痛反复发作，饥时痛作，进食即止，经治未愈，刻下病发，嗳气，不反酸，二便调。

【体格检查】　腹部平软，胃脘压痛阳性，肝脾肋下未触及，舌质淡红，舌苔薄白而润，脉缓。

【其他检查】　胃镜：胃窦蠕动佳，黏膜红白相间，红相为主，散在片状充血；十二指肠球部前壁见一 0.8cm 近似圆形溃疡，底覆白苔，周围黏膜充血红肿，球部稍变形。

【诊断】　中医诊断：胃痛（脾胃虚弱）。西医诊断：1. 十二指肠球部溃疡（A1 期）；2. 胃窦炎。

【治疗】　健脾燥湿，和胃止痛，祛瘀敛疮。处方：黄芪 30g，山药 30g，当归 10g，田七 8g，乌贼骨 6g，白术 10g，茯苓 10g，竹茹 10g，白豆蔻 10g，法半夏 8g。5 剂，每日 1 剂，水煎取液 100ml，温服，日煎服 3 次。

1999 年 10 月 21 日二诊：

患者诉，上药服尽 3 剂，胃脘疼痛等症完全缓解，自行中止服药。昨日胃痛又作，大便干，小便灼热，纳食如常，舌质淡红，舌苔白润，脉缓。

上方去白豆蔻、法半夏，加瓦楞子 10g，木香 5g。5 剂，煎服法同上。患者服药后胃痛即止。嘱其连续服药，以求痊愈，患者遵嘱共服 80 剂，随访，胃痛未再发作。

【按】

胃痛是以胃脘近心窝处发生疼痛的病证。现代医学的急慢性胃炎、胃十二指肠溃疡、胃黏膜脱垂、胃下垂、胃神经官能症、胰腺炎、胆囊炎、胆石症等均可出现胃痛。引起胃痛的原因颇多，如寒邪客胃，寒凝气滞，胃气不和；或饮食不节，饥饱无度；或嗜啖肥甘，食滞气阻，胃失和降；或忧愁恼怒，肝气郁结，横逆犯胃；或气郁日久，瘀血内结，阻碍气机；或禀赋不足，久病劳倦，脾胃内伤；或中阳素虚，胃失温养，虚寒内生，均可导致胃痛。然不论何因引发，其病机不外虚实两端，实在气机阻滞，不通而痛；虚在胃腑不健，失养而痛。又肝胃木土相克，脾胃表里相关，生理相互影响，病变尤其攸关。且胃痛日久，易致气虚或痰凝胃络而生瘀，即所谓瘀血而痛。故治胃痛，重在和胃健胃，兼以柔肝利胆补脾，久痛尤要通瘀。和胃之法颇多，疏肝理气即和也，祛瘀通络亦和也，辛开苦降、消食导滞、温中散寒亦无不为和也。至若健胃之法，滋养胃阴是也，温养胃阳亦是也，补益胃气、健运脾土亦无不是也。观本案所用方药，皆不越此之规矩。

37. 补气和胃、祛腐生肌法治疗十二指肠球部溃疡、十二指肠球部炎症及慢性胃炎

患者男性，31 岁，已婚，商人，住深圳市南山区前海街道，浙江省湖州市人。2006 年 10 月 19 日初诊：

【主诉】　心下痞胀 3 年，加重 1 个月。

【现病史】　患者因胃脘胀痛于 2006 年 9 月 13 日在某人民医院行胃镜检查，诊断为十二指肠球部溃疡（H_2 期），十二指肠球部炎症，慢性浅表性胃炎，14 碳呼气试验：阳性。近 1 个月来，胃脘胀痛加重，经友人介绍，延余治疗。现在症：胃脘胀满疼痛，偶尔反酸，纳食正常，口不渴，二便

调，眠安。

【体格检查】 胃脘痞硬，压痛阳性，舌质淡红，舌苔薄白，脉弦缓。

【诊断】 中医诊断：胃痛（心下痞）。西医诊断：1. 十二指肠球部溃疡（H_2 期）；2. 十二指肠球部炎症；3. 惯性浅表性胃炎；4. 幽门螺旋杆菌感染性胃炎。

【治疗】 补气健脾，和胃止痛，祛腐生肌。处方：黄芪 30g，党参 30g，白术 10g，茯苓 10g，竹茹 10g，瓦楞子 10g，乌贼骨 10g，白及 10g，制没药 6g，当归 10g，白芷 10g，炙甘草 7g。5 剂，每日 1 剂，水煎，分 3 次温服。同时口服阿莫西林胶囊 0.75g，一日 3 次；甲硝唑片 0.4g，一日 3 次；西咪替丁胶囊 0.2g，一日 3 次。

2006 年 10 月 24 日二诊：

患者服药后胃胀稍减，胃痛仍作，舌脉同上。上方瓦楞子、乌贼骨各加至 15g，另加白芍 10g。5 剂，煎服法同上。西药续用 5 天。

2006 年 10 月 29 日三诊：

患者服药后胃痛明显缓解，复查 14 碳呼气试验：阴性。今起停用西药，以上述中药将养调息 3 个月，患者胃脘胀痛未再发作。

【按】

该患者集 4 种胃疾于一身，胃损之重不言而喻，其至重者当数十二指肠球部溃疡。关于十二指肠球部溃疡的病因病机，余已另文详述，谓其病机关键在于"脾胃不健，胃气先虚，黏膜屏障作用减弱，高胃酸等攻击因子持续浸蚀肠壁。"从而引起胃、十二指肠黏膜炎性损伤乃至溃疡。[1] 补气健脾，和胃止痛，祛腐生肌法是余在临床反复验证行之有效的治疗方法，可随症化裁治疗不同证类的胃肠病。方中黄芪、党参、白术、茯苓、炙甘草，补气健脾益胃，相互合用，具有减少胃液分泌，吸附肠壁胃酸，降低游离胃酸浓度，抑制胃蛋白酶活性，保护胃肠黏膜细胞免受损伤，阻止溃疡形成，促进溃疡愈合，提高机体免疫功能，产生抗菌消炎作用，增强组织细胞生理代谢能力，缓解胃肠平滑肌痉挛等作用。瓦楞子、乌贼骨消痰化瘀，软坚散结，其所含碳酸钙能中和胃酸，减轻嗳酸、胃痛。竹茹和胃止呕。白及收敛止血，消肿生肌，促进创面肉芽生长，与瓦楞子、乌贼骨合用，可增强止血、制酸及促溃疡面愈合的作用。制没药、当归，养血活血生肌，祛瘀止痛，可缓解胃肠平滑肌痉挛，改善溃疡面周围血液循环，抑制胃酸，促进溃疡愈合。白芷祛风解表，排脓，消肿止痛；与制没药、当归合用，可显著缓解胃肠痉挛疼痛，加强抗溃疡诸药的抑菌、减毒作用。

需要强调的是，胃及十二指肠球部溃疡因饮食及胃酸、胆汁等内分泌物的反复刺激，溃疡面很难像外疡一样迅速修复，故中药治疗一般不能少于3个月，否则难以痊愈。

【参考文献】

[1] 叶世龙. 托理消毒饮加减方治疗十二指肠球部溃疡的临床研究 [J]. 中国中医药信息杂志，2006，13（12）：67～68.

38. 补气举胃、降逆和胃、燥湿化痰法治疗胃下垂

患者男性，63岁，已婚，家中闲养，住深圳市宝安区新安街道，深圳市人。2001年3月23日初诊：

【主诉】　食后胃痛反复1年多，加重5天。

【现病史】　患者1年多来，每于食后出现胃脘部疼痛，近5天加重，伴恶心，呃逆，呕吐，不反酸，口干，二便调。

【体格检查】　胃脘压痛阳性，舌质淡红，舌苔白厚，脉缓乏力。

【实验室检查】　血常规、大便常规、潜血实验未见异常。

【其他检查】　胃镜检查：胃下垂。

【诊断】　中医诊断：胃痛（气陷湿阻）。西医诊断：胃下垂。

【治疗】　补气举胃，降逆和胃，燥湿化痰。补中益气汤合旋覆代赭汤加减。处方：黄芪30g，党参30g，白术10g，陈皮10g，升麻15g，柴胡10g，旋覆花10g，代赭石15g，茯苓10g，竹茹10g，法夏10g，枳壳10g，炙甘草7g。5剂，每日1剂，水煎取液100ml，温服，日煎服3次。

2001年3月28日二诊：

服药后胃痛消失，诸症缓解，纳食正常，舌苔变薄白，脉缓。守上方5剂。

【按】

胃下垂出现胃脘部甚至脐以上疼痛者，可归入"胃痛"范畴辨证治疗。

中医认为此病多属中气下陷，其实亦不尽然。该患者胃脘部疼痛每发于食后，且脉缓乏力，确属中气不足，无力系胃固胃，气陷胃坠引起，然又伴恶心、呃逆、呕吐，舌苔白厚，则属痰饮内阻，胃失和降，气逆致之。故以补中益气汤升陷举中，使下陷之胃腑回复本位。复以旋覆代赭汤和胃降逆，下气化痰，使胃之通降功能复常，内积之痰饮随降下而去。其中，代赭石一物"能生血，兼能凉血，其质重坠，又善镇逆气，降痰涎，止呕吐，通燥结，用之得当，能建奇效。"[1]余常用于便秘、恶心、呕吐、呃逆、痰饮等证，确有捷效。

余尚有胃黏膜脱垂并胃下垂用补中益气汤合旋覆代赭汤、小陷胸汤化裁之案例，可与本案合看互参。

【参考文献】

[1] 张锡纯. 医学衷中参西录［M］. 王云凯，李彬之，韩煜，重校. 石家庄：河北人民出版社，2006：270.

39. 清热化痰开结、益气升陷止痛法治疗急性胃肠炎、胃黏膜脱垂、胃下垂

患者女性，39岁，已婚，工人，住武汉市武昌区，湖北省武汉市人。1993年5月7日会诊：

【主诉】 胃痛11天。

【现病史】 患者因脐周持续绞痛12小时，伴呕吐7次、腹泻3次收入内科病区。患者病发于进食酸辣食物之后，之初疼痛局限于脐周，压痛明显，无反跳痛，呕吐物为食物残渣及黄苦水，泻下物为稀黄水样便，肠鸣音亢进。胃肠钡餐确诊为：1. 胃黏膜脱垂。2. 胃下垂。经用庆大霉素、山莨菪碱、颠茄、维霉素等药物治疗11天，疼痛不减，病情加重，遂邀中医会诊。余询视病情，患者脐周胀痛难忍，不能进食，食入即吐，偶尔吐出少许粉红色血丝，头昏乏力。

【体格检查】 形体瘦弱，面色萎黄，蜷卧拒按，轻触即痛剧，呻吟不已，嗳气频作，唇舌色淡，舌边尖有瘀点，舌苔微黄厚腻，脉细软。

【诊断】 中医诊断：胃痛（中气虚陷，痰热互结）。西医诊断：1. 急性胃肠炎；2. 胃黏膜脱垂；3. 胃下垂。

【治疗】　宜清热化痰开结，益气升陷止痛。处方：川黄连 8g，法半夏 10g，全瓜蒌 15g，代赭石 20g，旋覆花 10g（布包煎），枳实 30g，枳壳 10g，佛手 10g，当归 10g，赤芍 10g，党参 20g，黄芪 20g，茯苓 30g，升麻 15g，炙甘草 6g。5 剂，每日 1 剂，水煎取液 100ml，温服，日煎服 3 次。

患者服下 1 剂，胃痛大减，可进少量软食，服完 3 剂，疼痛遽消，食欲转旺，精神转佳，俟 5 剂尽，诸证悉平，临床治愈而出院。出院后，为巩固疗效，仍以上方稍事进退，续服 10 剂，随访 1 年未复发。

【按】

胃痛以心下胃脘部疼痛为主证，病因较为复杂，常常多种因素综合致病，通常认为，寒凝、气滞、血瘀、食伤及脾胃虚弱等为其病变主因。余认为，亦有痰热互结心下而病者。心下包括十二指肠和胃。胃主受纳腐熟，以和降为顺。胃在消化饮食水谷的过程中，极易为某些外感和内生病邪造成物理和化学伤害。其中呈痰热之变者，恒由饮食不节，嗜食辛热炙煿、肥甘厚腻之品，积于胃腑，戕伤胃壁，化热生痰；或素体胃强脾弱，复加餐凉饮冷，聚湿为痰，久久化热，痰热搏结于胃腑，导致胃失和降，腑气不通，使胃壁或十二指肠壁出现充血、水肿、黏液渗出，甚至出血、糜烂之病理变化，引起心下胃脘部疼痛。这一证候特征及其病变机制皆与《伤寒论》小陷胸汤证颇为相似。

小陷胸汤由黄连、半夏、瓜蒌实三味组成，原治太阳表证误下，邪热内陷，与痰相结之小结胸病。余常常以之为主方，随证加减，治疗胃痛，只要辨证符合痰热互结，且以"正在心下，按之则痛"为主症者，每获满意效果。即便主症不显，但有舌苔黄腻，脉浮滑或弦滑等痰热征象者，用之亦佳。胀痛甚者，重用枳实、厚朴，加广木香、制香附，行气止痛；胁痛者，加郁金、炒川楝子，疏肝解郁；胃痛日久，加九香虫，温中健脾，理气止痛；反酸，加乌贼骨或瓦楞子，制酸敛疮；恶心呕吐，加竹茹，并重用法半夏，和胃降逆；出血，加乌及散（经验方）收敛止血；春夏之交，气候潮湿，或湿郁太重，而兼见胸脘痞闷呕恶者，则合用二陈汤，并加芦根、滑石、藿香、佩兰，清化痰热，分利三焦。

该患者以胃脘胀痛拒按为主证，病情急重，证候复杂，虚实互见。虚在中气不足，故有脾虚失荣之象；实在痰热内结，是以胀痛拒按。唯其中气本虚，不能升举维系胃腑于固定位置，故胃痛不在心下而处脐周。中虚痰阻，胃气上逆，故呕嗳频作，其与胃脘胀痛并见，复似痰气痞证。因而，痰热、痰气、中虚三者实为本病病机变化之关键。病证病机若是，故治疗径用小陷胸汤合补中益气汤化裁，标本兼顾，虚实并调，俾痰热去，中气复。加旋覆花、代赭石者，使其更具旋覆代赭汤之雏形，既可助小陷胸汤除痰下气，和胃降逆，又可佐补中益气汤益气健脾，固脱升陷。余皆随证取舍之品。

颇令余感慨的是，如此沉重之疾，竟愈之于5剂平淡之方者，实赖经方之力也。可见，经方治时病，确有清空灵妙之处，贵在运用得宜尔。

40. 和解枢机、清化痰热、活血止痛法治疗慢性胃炎

患者男性，56岁，已婚，干部，住深圳市南山区南山街道，广东省惠东县人。2008年12月21日初诊于来我院讲学的国家名中医、湖北中医药大学梅国强教授：

【主诉】 胸骨后、胃脘部灼热隐痛反复20年。

【现病史】 患者自1988年以来胸骨后、胃脘部经常灼热隐痛，每于进食酸辣、生冷或午夜后发作，反酸，纳食正常，口和不渴，二便调。

【体格检查】 舌质淡红，舌苔中根部淡黄而厚，脉弦。

【其他检查】 既往胃镜检查：慢性浅表性胃炎。

【诊断】 中医诊断：胃痛（痰热阻滞中上焦）。西医诊断：慢性浅表性胃炎。

【治疗】 和解枢机，清化痰热，活血止痛。柴胡陷胸汤加减，处方：柴胡10g，黄芩10g，法半夏10g，全瓜蒌10g，黄连10g，吴茱萸6g，乌贼骨15g，延胡索15g，郁金10g，炒川楝10g，姜黄10g，青皮10g，当归10g，川芎10g。7剂，水煎服。

2008年12月31日二诊：

患者转延余诊。诉服药后胃痛频次、反酸减少，程度减轻，舌质淡红，舌苔薄白，脉弦缓，治已获效，余按梅老方药续予7剂。随访至今，胃痛未复发。

【按】

梅老谓，胃痛不要只局限于胃，应结合少阳进行辨证治疗。胸骨后、胃脘部疼痛固然与胃有关，但与少阳亦有联系。因少阳主胸胁，从经脉而论，足阳明胃经与足少阳胆经，皆从缺盆下胸中贯膈，循行于食管之分野。食管与胃，虽然管腔相通，血肉相连，但在人体，因横膈而分为上、中二部，膈上属胸，膈下属胃。故胃痛一证实涉少阳、阳明两经。少阳为枢，阳明主燥，发为胃痛则易从痰热而化，呈现痰热中阻、少阳经脉不利之变。痰热阻于心下，故见胃脘、胸胁痞结胀满疼痛，或反酸，或呕恶等症。小柴胡汤治在少阳，病位以胸胁为主。小陷胸汤治在阳明，病位正在心下，以方测证，结合后世运用经验，大抵属痰热阻滞中上二焦。柴胡陷胸汤所治之证，当属二者之综合。

该患者胃痛历 20 年，当属痼疾。痛呈灼热隐隐者，痰热结于胃脘也。舌苔中根部淡黄而厚，脉弦，亦痰热之外象也。病证符合痰热阻滞中上二焦，故梅老治以柴胡陷胸汤。方中柴胡、黄芩、法半夏即小柴胡汤去人参、生姜、大枣、炙甘草之辛热甘壅，配郁金、炒川楝、青皮，意在清泄少阳郁热，畅理少阳枢机。全瓜蒌、黄连、法半夏，即小陷胸汤，清热涤痰开结。黄连、吴茱萸相伍，即佐金丸也，合乌贼骨有清泄少阳郁火、降逆止呕之效。延胡索、姜黄、当归、川芎活血理气止痛，以胃痛日久，必有瘀故也。方证环环相扣，是以积年胃痛止于半月之间。

余临证已 30 年，也曾治愈不少顽疾，然就辨证思维之缜密而言，深感仍难企望恩师项背！

41. 敦土抑木法治疗胆囊息肉并幽门螺旋杆菌感染性胃炎

患者男性，45 岁，已婚，个体业主，住深圳市宝安区石岩街道，广东罗定县人。2007 年 12 月 17 日初诊：

【主诉】　胁痛口苦 1 个月余。

【现病史】　患者 1 个月前因两次生气致两侧胸胁胀痛，左侧痛甚，如被拳击状，无咳嗽、气紧、心前区憋闷疼痛，口苦，纳谷不馨，二便调，白天思睡，夜间不寐。

【体格检查】 双肺呼吸音清晰，心率 79 次/分，律齐，未闻及心脏杂音，肝脾肋下未触及，胃脘压痛阴性，舌质淡红，舌苔薄白少津，脉弦缓。

【其他检查】 本院先后 2 次心电图检查：未见异常。

胸部 X 片检查：未见异常。

上腹 B 超提示：胆囊息肉。

14 碳呼气试验：阳性。

【诊断】 中医诊断：胁痛（木郁侮土）。西医诊断：1. 胆囊息肉；2. 幽门螺旋杆菌感染性胃炎。

【治疗】 敦土抑木。处方：党参 30g，黄芪 30g，山药 30g，白术 10g，竹茹 10g，茯苓 10g，莱菔子 10g，茵陈 15g，白芍 10g，枳实 12g，生牡蛎 20g，生龙骨 20g，酸枣仁 10g，鸡内金 10g，甘草 6g。5 剂，每日 1 剂，水煎取液 100ml，温服，日煎服 3 次。

2007 年 12 月 24 日二诊：

患者服药后胁痛明显好转，夜卧多梦，有时胃脘灼热，间发心慌，久视则困而思睡，口渴，纳食如常，二便调，舌质淡红，舌苔薄白，脉弦缓。

上方去枳实、竹茹，加煅瓦楞子 15g，法半夏 10g，代赭石 45g。5 剂，煎服法同上。患者服完 5 剂，胁痛等症缓解。

【按】

该患者以两胁胀痛 1 个多月为主症，病前有明显的心情怫郁史，显然为肝气郁结致病。肝性条达升发，肝体在右，肝经行于两胁，其气化常常先行于左。肝气怫郁之甚，气机郁结不爽，是以两胁胀痛而左胁尤甚。肝为将军之官，中见少阳，内寄相火，与胆腑互为表里，胆火内郁，循经上炎，故口苦。肝藏魂，入眠魂归于肝，肝郁魂不安藏，故夜卧不寐。脏腑之中，肝气宜升，胆火宜降；脾气宜升，胃气宜降。肝胆脾胃之间相互生克制衡，肝胆之火本可生土而助脾胃腐熟运化，然其性也至刚，故其偏胜之际，恒会侮其所胜而克伐脾土。脾胃属土，居中州，为州都之官，主化生水谷精微以充养全身，敦健中宫以营木，脾胃纳运受制，故纳谷不馨。木郁不伸，土自板结，故脉弦缓。结合 14 碳呼气实验阳性，本病核心病机为肝郁脾困，胃失和降。治疗应以敦土抑木为主，亦即健脾、疏肝、和胃、安神也。《金匮要略》谓"见肝之病，知肝传脾，当先实脾"。故肝胆病变纵使未见脾胃症状，也应预先调理脾胃，使脾气健实，以制肝病蔓延；若并见脾胃症状，更应兼调脾胃，以防肝木横逆房肆。方中使用重剂党参、黄芪、山药、白术、茯苓、竹茹，即为健脾和胃，意在敦土以疏木，俟脾实而木不能侮也。病由肝气郁结引发，故以气质轻清柔和、秉承少阳生发之气的茵陈疏利肝胆，排泄郁气；复以味酸性收之白芍、酸枣仁与咸寒软坚散结之生牡蛎，养血敛阴，柔肝平肝，以制其郁结侮逆之害，还其条达和畅之性；更佐以苦寒重坠之代赭石平肝降逆，促上逆之气循经下行。枳实、法半夏、莱菔子、鸡内金、煅瓦楞子，行气消积，制酸和胃。生龙骨携生牡蛎、酸枣仁重镇安神，引游魂入脏。甘草调和诸药。全方药虽有十余味之多，然多而不杂，皆有针对，故取效迅捷。

42. 通腑导滞、消痞散结法治疗胃潴留

患者女性，45 岁，已婚，农民，住深圳市宝安区西乡街道铁岗村，广东省清新县人。1997 年 1 月 14 日 15 时 33 分会诊：

【主诉】　胃脘胀痛阵发性加剧 1 天余。

【现病史】　患者昨日中午 1 时许，因饱餐后出现胃脘胀痛，其初疼痛时轻时重，不久渐渐加剧，痛剧时坐立不安，辗转反侧，全身汗出，恶心欲吐，曾在附近诊所对症治疗无效（用药不详），转来我院急诊就诊，予阿托品 0.5mg 肌注后，依然不减，遂收入内科病房。入院后急做胃镜检查，报告：胃内大量食物潴留，胃蠕动差，胃镜不能进入十二指肠。胸部 X 片、心电图、腹部 B 超、肝功能、电解质、血清淀粉酶及三大常规检查均无异常。予西咪替丁 0.6g、5％葡萄糖氯化钠 500ml，静滴，1 日 1 次，同时予山莨菪碱、盐酸哌替啶等解痉止痛药对症治疗，病逾 1 日，患者胃痛丝毫未减，遂邀余会诊。当是之时，有主张插胃管抽取胃内容物减压者。余详阅病历，仔细询问病情，患者告以胃脘胀痛难忍，按之痛甚，无钻顶样痛，亦无恶寒发热、恶心反酸，口淡不渴，饮食未进，大便未行，小便如常。

【体格检查】　T36℃，R18 次/分，P74 次/分，BP120/83mmHg，神清，精神不振，面色苍白，表情痛苦，呻吟不休，胃脘部压痛阳性，墨菲征及麦氏点压痛阴性，舌质淡红，舌体胖大，边见齿痕，舌苔白厚腻，脉弦。

【诊断】　中医诊断：胃痛（饮食停滞）。西医诊断：胃潴留。

【治疗】 急则治标，法宜通腑导滞，消痞散结。小承气汤合小陷胸汤加味，处方：生大黄15g（后下），枳实、厚朴各20g，法半夏、青皮、陈皮、川黄连、三七各10g。1剂，急煎温服。

服药不久，患者即告药入腹中，便觉胃脘似有痞结豁然化开，胃痛迅即缓解，半小时许，所苦遽瘳，面现喜色。尔后，复以理气和胃、消食化积之剂调理1日，诸症悉平而出院。

【按】

本证之胃脘胀痛，乃饮食过量，壅积胃腑，停滞不下，腑气不通使然。积滞不去，痛必不止。以现代医学论之，其痛亦非胃酸过多，戕伤胃壁，胃体痉挛所致，故西咪替丁、阿托品、654-2等制酸、解痉剂，不唯于止痛无益，反有抑制胃体蠕动、妨碍胃内容物排空、加重胃痛之弊。当务之急，唯有通腑导滞方为要着。然宿食积久不去，极易化浊生痰，痰浊复与宿食搏结，又可进一步壅遏腑气，使病情加重。故在选用大黄、枳实、厚朴通导积滞的同时，酌用法半夏、青陈皮、瓜蒌皮、川黄连之属，燥湿化痰，以散痞结。腑积日久，亦易生瘀，因是予三七以和之。值得一提的是，小承气汤和小陷胸汤皆为《伤寒论》方，前者主治痞满而实、燥坚不甚之阳明腑实证，后者主治痰热互结心下之小结胸病。阳明之腑统胃与大肠。小承气汤所主之腑实在大肠，本证之腑实在胃脘。今以通泻阳明大肠之剂疗胃腑之积者，盖以六腑毕竟以通为用，不通则痛，故凡实邪阻滞不去者，无问在肠在胃，抑或燥屎、食积，皆可通之。然仲景通泻阳明腑实之法，有大、小、调胃承气之分，本证之食积既无燥坚之象，亦无痞满燥实之征，倒是颇具痞满之形，故"与小承气汤微和胃气，勿令致大泻下"，合小陷胸汤者，开其痰结也。全方组方平淡，本无蹊跷，唯药恰对证，切中病机，故能收效于旋踵。由此说明，经方治急症，只要辨证选方得当，其快捷灵便之处，确实不逊于西术。而复用经方以治时病，又不失为扩大《伤寒论》方运用范围之重要途径。

至若证治，本证虽属中医急症范畴，但其病情并不复杂，中药治疗实不棘手。作为中医医院的医生，临床之际，首应考虑中医药之辨证治疗，不必刻求西法，延误病情。

43. 健脾和胃、燥湿涩肠法治疗结肠炎

患者男性，43岁，已婚，干部，住深圳市宝安区新安街道，深圳市人。2008年4月17日初诊：

【主诉】　大便稀溏3年多。

【现病史】　患者3年多来持续大便稀溏，每日3次以上，肠鸣辘辘，纳食正常，精神不振，眠安，无畏寒。平素脾气暴躁，嗜烟。

【体格检查】　腹平软，未触及包块及肠形，舌质淡红，舌体胖大，舌苔白厚，脉缓。

【诊断】　中医诊断：泄泻（脾胃虚弱）。西医诊断：结肠炎。

【治疗】　健脾和胃，燥湿涩肠。参苓白术散加减，处方：党参30g，黄芪30g，炒白术15g，山药15g，茯苓10g，炒白扁豆30g，白豆蔻10g（后下），煅瓦楞子15g，煅赤石脂20g，砂仁10g（后下），法半夏10g，炙甘草6g。6剂，每日1剂，水煎3次，温服。嘱其戒烟。

2008年4月23日二诊：

患者服药至今，大便已成形，舌质淡红，舌体胖大较前有所缩小，舌苔稍白厚，脉缓。上方续服10剂，大便成形，1日1次。

【按】

泄泻有外因与内因之分，慢性泄泻多由脾胃气虚引起，严重者与脾肾阳虚有关。大便的燥化与排泄过程原本在肠，而促使大便燥化与排泄的原动力是脾气。脾气健则受盛、化物与传导功能正常，脾气虚包括胃气虚则运化失健，小肠泌别清浊不全，大肠燥化糟粕不及，致水谷精微不被吸收，演为湿浊，与糟粕混杂而下，发为泄泻。脾虚易致木气偏亢，肝木疏泄太过，则使所摄水谷未待消化即被趋入大肠，引发或加重泄泻。该患者的脉证表明，其病机关键在于脾胃虚弱，同时也有肝气偏旺的影响。从辨证论治应抓主要矛盾考量，径予参苓白术散温补脾胃，以复其健运功能。脾旺肝气自敛，故方中不用泄肝之物。值得一提的是，煅瓦楞子含碳酸钙、磷酸钙，于胃肠疾病而言，煅用不仅可制酸止痛，尚有活性炭样吸湿作用。煅赤石脂甘、涩、温，乃涩肠止泻之要药，对肠黏膜有较强的吸附被覆和收敛作用，尤适用于

久泻不止者。余皆随证取舍之品，无需逐味阐释。

44. 温肾健脾化湿法治疗结肠炎

某女，53 岁，已婚，家务，住深圳市宝安区新安街道，深圳市人。
2008 年 12 月 17 日初诊：

【主诉】 大便稀溏、心慌 6 年。

【现病史】 患者 6 年前因胆结石过服泻药致大便稀溏，经治不愈，日
3～4 次，心慌，夜卧不宁，腰膝酸软，口渴，小便时多时少，饮食不馨，
畏寒。

【既往史】 2004 年行胆囊摘除术。同年发现乳腺增生（未治疗），2 年
前确诊为 2 型糖尿病（长期口服二甲双胍片 0.5g，1 日 3 次）。

【体格检查】 心率 102 次/分，节律齐，未闻及心脏杂音。双肺呼吸音
清。腹平软，肠鸣辘辘，舌质淡红，舌苔薄白，脉数。

【实验室检查】 生化 27 项检查：高密度脂蛋白胆固醇 1.05mmol/L，
γ-谷氨酰转肽酶 100U/L，丙氨酸氨基转移酶 67U/L，葡萄糖 6.44mmol/L。

【诊断】 中医诊断：1. 泄泻（脾肾阳虚）；2. 心悸（心脾肾虚）。西医
诊断：1. 结肠炎；2. 高脂血症；3.2 型糖尿病；4. 失眠；5. 窦性心动
过速。

【治疗】 健脾补肾，化湿止泻。处方：生晒参 3g（另炖，分 3 次温
服），炒白术 30g，白豆蔻 15g（后下），砂仁 15g，炒扁豆 20g，山药 30g，
茯苓 10g，附子 15g，干姜 10g，陈皮 10g，槟榔 10g，神曲 10g，炙甘草 7g。
5 剂，每日 1 剂，水煎取液 100ml，温服，日煎服 3 次。另予消渴丸 1.0g，
麝香保心丸 2 丸，均 1 日 3 次，口服。

2008 年 12 月 22 日二诊：

患者服药后大便成形，日 2 次，食欲转旺，心慌减轻，睡眠改善。治疗
按上方加减共服 20 剂，泄泻痊愈。继后嘱其长服消渴丸以控制血糖升高。

【按】

患者之前有过量服用泻药史，泻下药多系苦寒之物，久用易损阳气。持
续泄泻 6 年，兼见肠鸣辘辘、饮食不馨、腰膝酸软、畏寒，其脾肾阳虚已经

显然。脾阳虚，运化失健，化生不及，无以充养脏腑机体；肾阳虚，不能充分温煦心阳，心神失养，故见心慌，夜卧不宁，口渴。胆腑不存，易致疏泄不利，痰凝血瘀，发为乳腺增生、糖尿病、高脂血症等病变。该患者之病按现代医学计之有五，若一并同治，必难顾全，且未必俱效。故治疗宜着眼于主症、主要病机，予健脾补肾，化湿止泻。俾脾肾阳气复，运化健，脏腑安和，则泄泻自止，他症亦会因之而去，此务本之图也。方中人参、干姜、炒白术、炙甘草即温中散寒之理中汤也。附子、干姜、炙甘草即温阳散寒之四逆汤也。干姜、炙甘草即辛甘化阳之甘草干姜汤也。炒白术、茯苓、附子、干姜即温阳利水之真武汤雏形也，此皆《伤寒论》方，其治虽有所殊，而温阳散寒之功则一。又生晒参、炒白术、砂仁、炒扁豆、山药、茯苓、陈皮、炙甘草等，既具香砂六君子汤之形，亦若参苓白术散之味，皆为健运脾胃之药。如是观之，看似平常之剂，却寓多个经方、时方于其中，目的是冀诸方合用而毕其力以复脾肾之阳也。

45. 清热润肠、宁心安神法治疗习惯性便秘、失眠

患者女性，34 岁，已婚，家务，住深圳市宝安区新安街道，广东省郁南县人。2008 年 12 月 31 日初诊：

【主诉】 大便干结伴心慌 2 年。

【现病史】 患者 2 年来大便干结，1 周 1 次，夜卧不宁，心慌，饮食正常，小便调。

【既往史】 素体健康。月经如期，经色、经量正常。

【体格检查】 心率 83 次/分，节律齐，未闻及心脏杂音，舌质淡红，舌苔微黄厚，脉细数。

【诊断】 中医诊断：1. 便秘（热结大肠）；2. 不寐（心肝阴血亏虚）。西医诊断：1. 习惯性便秘；2. 失眠。

【治疗】 清热润肠，宁心安神。予自拟清润汤，处方：火麻仁 30g，郁李仁 30g，牛蒡子 15g，玄参 30g，生地黄 15g，当归 10g，柏子仁 20g，炒酸枣仁 20g，代赭石 15g。5 剂，每日 1 剂，水煎取液 200ml，温服，日煎服3 次。

2009 年 1 月 22 日二诊：

服药后失眠、心慌明显好转，大便仍干结，但程度较服药前轻，近日天气干燥而口咽干燥，唇干，舌脉同上。

上方去代赭石，加野菊花15g、连翘15g、黄芩20g，以清肺系热邪而缓解口渴、咽干，冀肺系热去而肠腑畅通，便秘得解。处方：火麻仁30g，郁李仁30g，炒牛蒡子20，玄参30g，生地黄15g，当归10g，柏子仁15g，炒酸枣仁10g，野菊花15g，连翘15g，黄芩20g。5剂，煎服法同上。尔后，患者照方间断服药15剂，大便通畅，诸症悉平。

【按】

便秘虽非大病，却是临床常见症候，关系到人之安和与否，故一直列为内科常见病证加以讨论。引起便秘的原因颇多，外有寒热燥火之伤，内有饮食药物影响、气血阴阳耗损以及脏腑功能失常等。其证或实、或虚、或虚实夹杂，程钟龄根据病因病机与病症的差异，将其分成实闭、虚闭、热闭、冷闭四类。[1]本病病位在大肠，病变通常与脾、胃、肺、肝、肾、心有关。《素问·灵兰秘典论》云："大肠者，传导之官，变化出焉。"大肠将糟粕传化为大便之功能正常与否，关键在其"变化"是否恒常。其将食物残渣最终化为粪便排出体外的过程，除自身之传导作用外，还赖脾的运化、胃的降浊、肺的肃降、肝的疏泄、肾的气化、以及心主血脉功能的共同参与。设若内外因素导致脾失健运、胃失和降、肺失宣肃、肝失疏泄、肾失气化、心之阴血亏损，则便秘作矣。治疗总在因循病因病机之所系而分别选用不同的药物或食物予以通调肠腑，辅以生活方式调节。余体会，非大实峻迫之际，不宜硝、黄急下猛攻，润导即有殊效。余常以自拟清润汤（组成：火麻仁30g，郁李仁30g，牛蒡子15g，玄参30g，生地黄15g，代赭石15g）治之，多能愈病。清润汤中火麻仁、郁李仁、牛蒡子、玄参、生地黄皆清热解毒、润肠通便之品，代赭石主要成分为三氧化二铁，并含有少量的钛、镁、砷等，其苦寒重镇，除平肝潜阳、降逆止血之外，尚可通下燥结，张锡纯谓其"质重坠，又善镇逆气，降痰涎，止呕吐，通燥结，"[2]引胃气直达肠中以通大便。余证之临床，屡试不爽，足见其说不诬。该患者之便秘并见夜卧不宁、心慌，是大肠燥结而外，尚兼心肝阴血不足，故在清润汤中更加当归、柏子仁、炒酸枣仁，增强润肠通便功能的同时，并予养血滋阴，宁心安神。至于口咽干燥、唇干者，乃肺有燥热，故与菊花、连翘、黄芩清泄肺系热邪，以防肺热下移大肠，犹提壶揭盖，清上通下也。

【参考文献】

[1] 清·程国彭．医学心悟·大便不通 [M]．田代华，朱世杰，王长民，点校．天津：
天津科学技术出版社，2006：173～174.

[2] 张锡纯．医学衷中参西录 [M]．石家庄：河北科学技术出版社，2006：270.

46. 养阴透热法治疗急性血吸虫病发热

某男，32 岁，农民，湖北省洪湖市人。1987 年 8 月 21 日就诊：

【主诉】 发热 18 日。

【现病史】 患者近 18 日来持续发热，每日傍晚发作，午夜增高，清晨热退后一如常人，发热前先寒战，饮食及大便尚可，小便黄。一医疑为肺结核，予异烟肼作诊断性治疗半月无效，转延余治，刻下仍发热。

【既往史】 否认胆囊炎、胰腺炎病史。1 个月前曾接触血吸虫疫水。

【体格检查】 面黄体瘦，精神疲惫、切其胸腹，无异常发现。舌质红，舌苔黄燥，脉弦。

【实验室检查】 血吸虫皮内试验和粪便沉孵检查均为阳性。

【诊断】 中医诊断：水毒（邪留阴分）。西医诊断：急性血吸虫病。

【治疗】 养阴透热，投以青蒿鳖甲汤：鲜青蒿 200g，鳖甲 15g，生地 15g，知母 10g，牡丹皮 10g 。3 剂。每日 1 剂，水煎取液 150ml，温服，日煎服 3 次。

患者服至第 2 剂热瘥。尔后继以吡喹酮根治病源而痊愈。

【按】

急性血吸虫病其虫卵主要寄生于肝肠血脉之中为蛊作祟，引起以发热为主的一系列中毒症状，其发热之轻重，与感染的程度有关，发热每于夜晚加重，清晨消退或减轻，常伴恶寒，或寒热交作、盗汗。中医认为本病属"水毒"范畴，亦有谓之"蛊毒"者。前者是就流行特征而言，谓本病乃由人体大面积接触血吸虫疫水，感染尾蚴而成；后者是以证候而论，谓本病"发病之初，体作寒作热"。[1] 从审证求因的原则出发，当以"水毒"名之较为允当。而从证候观之，则其发热与青蒿鳖甲汤之夜热早凉症颇为相似。就病机言之，其虫卵寄生于肝肠血脉之中，尤若青蒿鳖甲汤证"邪气深伏阴分，混处气血之中"也。

青蒿鳖甲汤一名二方，皆出自《温病条辨》。其一曰："脉左弦，暮热早凉，汗解渴饮，少阳疟偏于热重者，青蒿鳖甲汤主之（青蒿、知母、桑叶、鳖甲、丹皮、花粉）"；其二曰："夜热早凉，热退无汗，热自阴来者，青蒿鳖甲汤主之（青蒿、鳖甲、细生地、知母、丹皮）"。[2] 前方清热之力较强，重在清泄少阳气分之实热；后方养阴之力偏著，专攻温病后期，邪热未尽，深伏阴分，阴液已伤之虚热。虽然二方在组成上有所差异，但暮热早凉之主症则一，且证候性质大体同类，是以主药相同，均有青蒿、鳖甲、知母、丹皮。急性血吸虫病有相当一部分病人可出现类似夜热早凉的症状，且因发热较重，或病程较长，久热伤阴，而呈热烁阴伤之象。余常常根据这一主症，参以病机，予养阴透热之青蒿鳖甲汤加减治之，每获满意疗效。

方中鳖甲乃蠕动之物，入肝经至阴之分，既能养阴除热，又能入络搜邪，尤其软坚散结之功，更可阻止虫卵在机体组织中形成结节；青蒿味苦而不伤阴，性寒而不碍湿，气芳香而化浊，质轻清而透邪，不仅可清泄急性血吸虫病（"水毒"）所致之肝胆虚热，亦能治疗因之而起的湿热留连，寒热交作或暮热早凉久久不愈，与鳖甲合用，还可从少阳领邪外出；生地清阴络之热，丹皮泻血中伏火，知母清热止渴，共佐鳖甲、青蒿而成搜剔邪热之功。虽然方中无一味中药针对急性血吸虫病发热而设，但在病变过程中，以其常常出现类似温病余邪留伏阴分之夜热早凉症，是以用之获效。此所谓有是证用是方也，亦所谓"异病同治"也。

【参考文献】

[1] 隋·巢元方等. 诸病源候论［M］. 北京：人民卫生出版社，1955：120，135.

[2] 清·吴瑭. 温病条辨［M］. 南京中医药大学温病学教研室，整理. 北京：人民卫生出版社，2005：107～108，123.

47. 疏肝利胆法治疗胆石症

患者女性，24 岁，未婚，工人，住深圳市宝安区新安街道，四川省遂宁市人。1995 年 3 月 29 日初诊：

【主诉】 右侧脘胁绞痛反复发作 1 年余。

【现病史】 患者近 1 年多来右侧脘胁绞痛反复发作，运动后诱发或加重，痛甚常伴恶心呕吐，口苦口渴。曾经多家医院对症治疗，虽能及时缓解疼痛，但终究不能根治。近一周来，疼痛复发，时作时止，口渴，呕吐，不欲食，食则胀痛甚，便秘。

【既往史】　否认胃炎、胆囊炎、胰腺炎及肾结石病史。嗜麻辣。

【体格检查】　右胁近胆腑按之痛甚，肾区叩之不痛，溲黄，舌质红，舌苔薄白，脉弦。

【其他检查】　腹部 B 超：胆囊结石（内见 3～4 颗约 0.3cm×0.3cm 强回声光团）。

【诊断】　中医诊断：胆胀（肝失疏泄，石积胆腑，胆火内炽）。西医诊断：胆石症。

【治疗】　疏肝利胆排石，大柴胡汤化裁，处方：柴胡 20g，枳实 25g，赤白芍各 20g，茵陈 20g，青陈皮各 10g，大黄 10g（后下），金钱草 20g，石韦 15g，鸡内金 10g，甘草 10g。7 剂。每日 1 剂，水煎取液 100ml，温服，日煎服 3 次。

1995 年 4 月 7 日二诊：

患者服药后痛止呕停，纳食转旺，大便调畅，唯口渴、舌红等胆火内炽之症未去，遂仿蒿芩清胆汤意加减，处方：青蒿 10g，黄芩 15g，陈皮 10g，茯苓 15g，枳实 15g，竹茹 10g，滑石 15g，鸡内金 15g，石韦 15g，金钱草 15g，海金沙 15g，郁金 10g，甘草 10g。3 剂，煎服法同上。

患者药尽症除，复查肝胆 B 超，原结石声影消失。

【按】

胆石症是胆道系统常见病，近年随着营养、生活条件的改善，呈逐年增高的趋势。现代医学按结石所含成分，分为胆固醇结石、胆色素结石和混合性结石；按结石所在部位，分为胆囊结石、肝外胆管结石和肝内胆管结石。

中医无胆石症之病名，临床通常根据其不同的症候表现，分别纳入"胁痛"、"肝胀"、"胆胀"、"黄疸"中辨证治疗。"肝胀"、"胆胀"见诸《灵枢·胀论》，谓"肝胀者，胁下满而痛引少腹……胆胀者，胁下痛胀，口中苦，善太息。"二者与胆石症颇为相似，尤其在病位划分上，与肝内外胆管结石、胆囊结石更有相互对应之妙。唯其病处胁下，证主痛胀，故临床多将二者并入"胁痛"证中讨论。作为病名，"肝胀"今已不用，"胆胀"亦在很长时间里不曾采用，只是最近才被重新启用，这对指导胆系疾病的辨证治疗，自然有其重要的临床意义。

胆附于肝，主藏泄胆汁，其管道逐级分支，形若经络，遍布肝内，与肝脏构成形象、完整的表里络属关系。胆汁乃肝之余气积聚而成，其分泌、储藏与排泄，必假肝之疏泄功能正常和胆腑经络之通利。胆石的形成，虽因乎胆汁异常，而成石关键，则在肝失疏泄，胆失通利。譬如，长期情志抑郁或恚怒，致肝气郁结，胆气不利，胆汁郁积；或反复胆道炎性感染，湿热内盛，蕴结肝胆，搏结不化；或饮食不节，恣食肥甘，酿生痰湿，腻滞肝胆，使胆汁成分异变，代谢紊乱；或蛔虫窜入胆腑，残体阻塞胆道，化生痰浊、湿热，与胆汁胶着等，均可导致肝气疏泄不及，胆汁排泄不畅，瘀滞凝结而为石。结石形成后，或充塞胆腑，或嵌顿胆道，又可进一步加重肝胆气机不畅，胆腑通利失常，出现右侧脘胁疼痛连肩掣背、恶心呕吐、腹胀、黄疸等一系列症状；甚至热毒内燔，扰乱神明，出现寒战、高热、神昏、谵语等热毒内陷心包之重症。其致病之因虽非一途，但病机根本则在肝胆疏泄通利失常。肝失疏泄为胆失通利进而形成结石之前提。故余常取疏肝利胆之法，以大柴胡汤、茵陈蒿汤、蒿芩清胆汤等，随证取舍，时有殊验。

中医治胆石症无成方可依。大柴胡汤、蒿芩清胆汤、茵陈蒿汤，功本不在排石，但皆有清泄和通利肝胆之作用，且与胆石症在病因病机及病症表现上亦颇吻合。故临床本着有是证用是方的原则，灵活选用这类方剂，酌加滑石、鸡内金、石韦、金钱草、海金沙等化石排石之品，每能取效，唯需辨证缜密，立法精当，组合合宜尔。

48. 健脾利水活血祛瘀法治疗酒精性肝损害性水肿

患者男性，48 岁，私营企业主，住广东省东莞市，吉林省长春市人。2007 年 9 月 30 日初诊：

【主诉】 双小腿肿胀半年。

【现病史】 患者于今年 1 月戒烟，至 3 月双小腿腓肠肌出现肿胀，体重迅速由戒烟前 89.5 公斤增至 98 公斤，饮食正常，饭后困乏，二便调，眠安，偶尔腰痛，无头痛头晕。因商务应酬经常过量饮酒，嗜茶。

【体格检查】 形体壮硕结实。双肺呼吸音清晰。心率 68 次/分，节律齐，未闻及心脏杂音。肝肋下 2.5cm，剑突下 3.5cm，质中度硬，边缘齐，未触及结节。未叩及腹部移动性浊音，双肾区叩击痛阴性。双小腿中段以下压之凹陷，头、上肢无浮肿，唇紫暗，舌质淡红，舌苔薄白，脉缓。

【诊断】　中医诊断：水肿（脾虚肝血瘀滞）。西医诊断：水肿原因待查。

【治疗】　补气活血利水。以其体格壮硕，药物剂量宜大。处方：红参 8g，金钱草 60g，泽兰 30g，滑石 20g，小蓟 45g，茯苓皮 50g，田七 10g，川芎 18g，益母草 60g，红花 10g，白茅根 45g，车前子 10g，生蒲黄 18g（包煎），赤芍 20g。5 剂，每日 1 剂，水煎 3 次，混合煎液，分 5 次温服，每 2 小时服药 1 次。查生化 27 项（心功能、肝功能、肾功能、血脂、血糖、电解质）、甲状腺功能 5 项。

2007 年 10 月 8 日二诊：

服药初期下肢肿胀稍有减轻，后期复加，舌脉同上。生化 27 项回报：丙氨酸氨基转移酶 123U/L，血清 γ-谷氨酰转肽酶 197U/L，天门冬氨酸氨基转移酶 91U/L，总胆固醇 5.62mmol/L，甘油三酯 3.50mmol/L，高密度脂蛋白胆固醇 0.86mmol/L，低密度脂蛋白胆固醇 3.37mmol/L。甲功 5 项回报：无异常改变。

补充西医诊断：1. 高脂血症；2. 酒精性肝损害性水肿。

【治疗】　健脾利水，活血祛瘀。处方：白术 30g，茯苓 30g，生地黄 20g，川芎 15g，赤芍 15g，郁金 10g，益母草 45g，泽兰 10g，乳香 12g，没药 12g。5 剂，煎服法同上。

尔后电话随访，患者告服上药后下肢水肿逐渐消退，因商务繁忙无暇复诊，在当地药店照方取药，续服 10 剂，水肿消失。

【按】

酒乃五谷和水酿成，味苦、辛、微甘，性热而慓悍，质寒。人皆知酒性热，恒少知酒质寒者。盖酒成于酿，故性热；汁化于水，故质寒。酒入胃中，直走血分，逐血充络，常致身面通赤，此入血散血之征也。经曰："饮酒者，卫气先行皮肤，先充络脉，络脉先盛，故卫气已平，营气乃满，而经脉大盛。"少量饮酒可活血行气，壮神御寒，消愁怡兴；痛饮眈饮则未有不伤脏腑而变生百病者。唯是每随饮者体质寒热而变化。于水肿而言，则体质偏热者多从酒之性化而生湿热，体质偏寒者多从酒之质化而生寒湿。湿热、寒湿形成之后，困阻脾胃，郁遏肝胆，浸损肾气，致脾胃运化失健，水液输布失常，肝胆疏泄失职，津血运行不畅，肾之蒸腾气化无权，鼓动血行乏力，出现血行滞缓，滞行之血化为水液，而入血之酒亦循质化为水，停滞肢体远端，甚至聚湿生痰，壅遏脉道，发为水肿。酒之害如是，茶虽益人者多，然饮之不得法者亦害人，《本草纲目》载："酒后饮茶，伤肾脏，腰脚重坠，膀胱冷痛，兼患痰饮、水肿、消渴、挛痛之疾。"观今之酒客，尤其广东地方，席间餐后皆肆饮茶水，故地域虽热，而罹患痰饮湿浊者恒多，或缘此也。该患者年逾四十，依然茶酒无制，经云，人"年四十，而阴气自半也。"脏气既衰，加以平盛不摇，节养不慎，形体焉有不伤者？酒之与茶寒热交浸，演生湿浊，日渐年积，戕损肝脾，淹渍血脉，故成酒精性肝损害性水肿、高脂血症等病变。

至于治疗，则重在健脾利水，辅以活血祛瘀，所谓中枢一转，全身脏腑经脉皆通，气血流行，水复还血，肿胀自消矣。而所用药物，唯白术一味值得申述，其味苦，微甘，性温，善补脾益气，燥湿利水，尤善走肌表，逐皮间风水痰湿，此为它药所不备。与茯苓合用，则健脾利水之力剧增；与活血祛瘀药合用，则补气行血之效更显，故列为方中君药。余皆依法斟选，便不一一赘述。

第七章 泌尿系统疾病

49. 和解少阳枢机、清热利湿解毒、益肾理气止痛法治疗肾结石并泌尿系感染、慢性胃炎、腰椎病

某女，52岁，已婚，家务，住深圳市南山区沙河街道，湖南省冷水江市人。2008年12月21日初诊于莅临我院讲学的全国名中医、湖北中医药大学梅国强教授。

【主诉】 尿频，尿急而灼热，腰酸痛，小腹胀痛，腹股沟掣痛，心下痞胀2年多。

【现病史】 患者2006年5月在某医院手术取石，其后尿频，尿急而灼热，腰酸痛，小腹胀痛，腹股沟掣痛，恶心，心下痞胀，双脚浮肿，穿鞋有绷紧感，大便通畅。

【既往史】 有肾结石（4年前行手术取石），慢性胃炎（未根治）。

【体格检查】 体态稍胖，腹软，未触及包块，第3~4腰椎棘突两侧压痛阳性。双踝关节周围软组织压之凹陷，缓慢回复。舌质淡红，舌苔白薄，脉缓。

【实验室检查】 尿常规检查：潜血：（＋），白细胞：（＋＋）。

【其他检查】 外院B超检查：双肾小结石。

外院CT检查：第3、4腰椎间盘向后正中突出。

【诊断】 中医诊断：1.淋证（石淋，热淋）；2.心下痞（痰热中阻）；

3. 腰痹（肾气不足）。西医诊断：1. 肾结石并泌尿系感染；2. 慢性胃炎；3. 腰椎病。

治疗：和解少阳枢机，清热利湿解毒，益肾理气止痛。小柴胡汤加减，处方：柴胡10g，郁金10g，枳实20g，白芍10g，土茯苓50g，忍冬藤30g，凤尾草30g，金钱草30g，萆薢30g，乌药10g，荔枝核10g，王不留行20g，杜仲15g，续断10g，砂仁10g，炙甘草6g。7剂，每日1剂，水煎取液100ml，温服，日煎服3次。

2009年1月4日二诊：

复诊延余，诉服药至第2剂，前述诸症即开始明显减轻，现小便次数减少，腰腹痛缓，恶心止，穿鞋宽松，又补述平时双手欠温，舌质淡红，舌体偏瘦，舌苔薄白，脉缓。治疗续上方5剂，另加桂枝10g，煎服法同上。患者病证进一步好转。

【按】

梅老观点，[1]相火寄于肝肾，分属心包络、膀胱、三焦和胆腑。生理状态下，火寓水中，不可得见，所能见者，惟脏腑和顺，身体强壮，而呈生生不息之造化。相火必禀命于君火，而为之运动变化，故恒于动，动而合度。病理状态下，或因邪扰，或由腑伤，或系阴虚，相火妄动，而出现胆或三焦相火偏亢之变。痰热与相火，似难并存，然实则有之。如手少阳三焦为水火气机运行之道路，若道路障碍，则易致水停热聚，蕴酿过久，焉无痰热之患？故痰热本身，即寓含相火妄动之机。又三焦属火，胆为甲木，风木易于化火，亦易成妄动之相火，反之亦然。痰（湿）热与相火常常互为因果，狼狈为害，轻则累及一腑一脏，重则弥漫三焦。故其治疗，邪在中上焦，则宜清化；邪在下焦，则宜分消走泄，而一以畅达少阳经气为务。梅老综合患者症状，谓其病按西医划分，涉及泌尿系统、消化系统和腰椎，在中医则属少阳经气不利，湿热郁遏中下焦，兼以肾气不足。故治以和解少阳枢机，清热利湿解毒，益肾理气止痛。方中柴胡、郁金、白芍疏泄少阳经腑。枳实、乌药、荔枝核、砂仁理气温中消胀。土茯苓、忍冬藤、凤尾草、萆薢、金钱草清热解毒，利湿通淋。杜仲、续断、王不留行强腰止痛。炙甘草健脾和中，调和诸药。辨证精当，方药对症，是以效彰。

【参考文献】

[1] 梅国强. 加减柴胡陷胸汤临证思辨录 [J]. 湖北中医学院学报，2003 (4)：43～46.

第八章 生殖系统疾病

50. 和解枢机、养血止血、调理冲任法治疗月经愆期、雀斑并腰椎间盘突出症

某女，39 岁，已婚，家务，住深圳市宝安区西乡街道，广东省增城市人。2008 年 12 月 19 日初诊于莅临我院讲学的全国名中医、湖北中医药大学梅国强教授。

【主诉】 月经延期近 4 年。

【现病史】 患者近 4 年来月经周期延迟，30～60 天一行，经行 10 日方净，腰痛向右下肢放射，头晕，饮食如常，二便调。

【既往史】 有腰椎间盘突出症史（未根治）。平素心情抑郁。

【体格检查】 精神萎靡，面色萎黄无华，面部生雀斑，舌质淡红，舌苔薄白，脉缓。

【诊断】 中医诊断：1. 月经愆期（枢机不利，冲任失调）；2. 经期延长（枢机不利，冲任失调）；3. 腰痹（气虚血瘀湿阻）；4. 雀斑（气虚血瘀，冲任失调）。西医诊断：1. 月经失调；2. 雀斑；3. 腰椎间盘突出症。

【治疗】 和解枢机，养血止血，调理冲任。小柴胡汤合胶艾汤化裁，处方：柴胡 10g，黄芩 10g，法半夏 10g，生地黄 10g，当归 10g，川芎 10g，白芍 10g，艾叶炭 10g，阿胶 10g（烊化），三七粉 10g，刘寄奴 25g，徐长卿 25g，全蝎 10g，蜈蚣 2 条，绿萼梅 10g，月季花 10g，玫瑰花 10g，杜仲

15g，蔓荆子 10g。7 剂，每日 1 剂，水煎取液 100ml，温服，日煎服 3 次。

2009 年 1 月 5 日二诊：

患者复诊延余，诉服第 1 剂药时腰腿如被通开样舒服，服第 2 剂后反不明显，现仍月经延后，饮食、二便正常，夜卧难眠，双足背痛，右小腿麻木，面色萎黄无华，舌质淡红，舌苔薄白，脉缓弱。

治疗益气补肾，疏肝养血。调方如下：黄芪 30g，党参 30g，柴胡 10g，郁金 10g，桑寄生 15g，鸡血藤 15g，杜仲 15g，川断 15g，元胡 10g，赤芍 15g，当归 10g，红花 10g，青皮 10g，土鳖虫 10g。5 剂，煎服法同上。

2009 年 1 月 9 日三诊：

服药后月经来潮，腰腿痛减轻，停药后腰痛复加，舌脉同上。

治疗守上方 5 剂。

【按】

梅老以俞根初《重订通俗伤寒论》所载柴胡四物汤（柴胡八分，仙半夏六分，归身一钱半，生白芍二钱，条芩八分，清炙草六分，生地钱半，川芎七分）治疗女子月经前后诸证、绝经前后诸证，恒多积验。柴胡四物汤由小柴胡汤、四物汤化裁而来，四物汤加川芎、艾叶炭、阿胶、甘草，即《金匮要略》专治妇人漏下、半产后下血都不绝及妊娠下血之胶艾汤。盖月经源自胞宫，冲任二脉亦起于胞宫。任脉既隶于阳明，又隶于肝肾，且与手少阳三焦经相通，如李时珍《奇经八脉考》就有"三焦……与冲任督相通"之记载。足少阳胆与足厥阴肝为表里，其经脉皆循行于阴部而通达上下。《素问·痿论》曰："冲脉者，经脉之海也"，《灵枢·逆顺肥瘦》曰："其下者，并于少阴之经"。可见，胞宫、冲、任、肝、胆经脉与月经在脏腑、气血、经络上皆存在广泛的联系。该患者不唯月经周期延迟，而且行经时间亦延长，且伴抑郁，头晕，腰腿痛，精神萎靡，面色萎黄无华，舌质淡红，舌苔薄白，脉缓等症状。病情颇为复杂，若单从妇科辨证，似难统御全部病情，若从大内科入手，着眼于冲任失调与脏腑相关，则眉目赫然清楚。由此言之，胞宫受邪，冲、任、肝、胆经脉功能失常，下可见月经愆期、经期延长，中可见腰痛腿痛，上可见头晕诸症。故以小柴胡汤和解枢机，以胶艾汤调理冲任，固经补血，二方合用亦可谓调治冲任之方。刘寄奴、徐长卿、杜仲、全蝎、蜈蚣、绿萼梅、月季花、玫瑰花、三七粉、蔓荆子等，皆是因应腰椎间盘突出症、雀斑之药，总在祛风除湿，活血化瘀，通络止痛。前已述及，绿萼梅、月季花、玫瑰花乃梅老治疗黄褐斑、雀斑之常用药物，谓其有活血褪斑之效。

51. 补气固表、调和营卫法治疗更年期综合征

患者女性，39岁，已婚，农场工人，马来西亚归侨，住海南省白沙县。2006年9月9日初诊：

【主诉】 畏风，怯寒，乍热，自汗进行性加重5年。

【现病史】 患者近5年来经常畏风，怯寒，遇下雨或天冷加重，厚衣或覆被则乍热，继而汗出，汗出后畏寒更甚，伴项背拘急，右侧头皮及双上肢麻木，以右上肢甚于左上肢，进食寒冷易引发诸症，嗳气频作，纳食正常，二便调，无头痛头晕，眠安。

【既往史】 8年前行子宫肌瘤切除术。有高血压病史，长年服药（用药不详）。早年在海南从事割胶。

【体格检查】 血压182/106mmHg。面现郁容，面色萎黄略浮肿，头皮及四肢浅表感觉存在。心率85次/分，律齐，未闻及心脏杂音。双肺呼吸音清。舌质淡红，舌苔薄白，脉缓。

【实验室检查】 甲功5项（T_3、T_4、FT_3、FT_4、TSH）检查：未见异常。

【诊断】 中医诊断：太阳少阳并病（卫气先虚，经气不利）。西医诊断：1.更年期综合征；2.高血压2级，很高危组。

【治疗】 补气固表，调和营卫。玉屏风散合柴胡桂枝汤化裁，处方：党参30g，黄芪30g，苍术10g，防风10g，浮小麦30g，麻黄根10g，柴胡10g，法半夏10g，黄芩10g，桂枝10g，生姜10g，大枣10g，白芍10g，炙甘草7g。5剂，每日1剂，水煎取液100ml，温服，日煎服3次。

2006年9月20日二诊：

服药后自汗止，恶风、肢麻减缓，服药之际，药入胃中浑身即有温通感，嗳气仍作，饮食如常，大便3日一行，小便调，夜卧不宁，舌质淡红，舌苔薄白，脉缓。上方加旋覆花10g，以降逆止呃。5剂，煎服法同上。持续服药半月，诸症消失。

【按】

更年期综合征通常在 50 岁前后出现，但是，随着生活环境、工作环境以及心理因素的影响，有相当多的妇女提前到 40 岁左右。外在环境对发病虽有一定影响，但关键还在自身体质强弱。诊疗中，患者自述在马来西亚营商失利而返国，一直耿怀抑郁，8 年前又行子宫肌瘤切除术，故无更年期之月经紊乱，仅有畏风、劫寒、乍热、自汗、项背拘急、肢麻、嗳气、抑郁、面色萎黄浮肿等全身症状。《素问·上古天真论》云："女子……六七，三阳脉衰于上，面皆焦，发始白"，其论颇合该患者之病理变化特征。于六经病而言，太阳为开，属寒水之经，其经气不利，易致卫气不固，而见畏风、劫寒、自汗等症。少阳为枢，外邻太阳，内近阳明，处半表半里，其病变有从太阳传入而呈少阳病或少阳兼太阳病者，有本经自病而见少阳证者，有内传阳明或阳明病转出少阳而见少阳兼阳明病者，该患者劫寒、乍热，其状类少阳枢机不利、正邪纷争之往来寒热。阳明为阖而主燥，每多热症，但也不乏寒病，患者寒食病发或加，嗳气频作，显系阳明胃寒使然。项背拘急，右侧头皮及上肢麻木，已很难用某一经脉病变释之，当为三阳经俱病。病机总在卫气先虚，经气不利，病涉三阳。

治疗宜补气固表，调和三阳。根据病因病机与证候表现，取玉屏风散加浮小麦、麻黄根固表止汗；以桂枝汤调和营卫；用小柴胡汤和解少阳；加党参健胃，黄芪与桂枝汤合，又具黄芪建中汤意，对胃气虚自汗者尤其切用。方药与病机病证丝丝相扣，故 5 年沉疴应验而除。

52. 清热解毒、燥湿泄浊、杀虫止痒法治疗霉菌性阴道炎

患者女性，26 岁，已婚，护士，住深圳市宝安区新安街道，广东省阳江市人。1995 年 11 月 6 日初诊：

【主诉】 阴部瘙痒 1 月余。

【现病史】 患者近 1 个多月来外阴、阴道灼热瘙痒进行性加重，尿频涩不痛，夜卧不宁，饮食正常，大便调，带下黄稠而臭，量多。

【体格检查】 舌质红，舌苔黄腻，脉缓。

【妇科检查】 阴唇、阴道黏膜水肿，上覆白色片状薄膜，剥离后基底潮红。阴道分泌物检查：白色念珠菌（＋）。

【诊断】 中医诊断：阴痒（湿热下注）。西医诊断：霉菌性阴道炎。

【治疗】 清热解毒，燥湿泄浊，杀虫止痒。内服外洗并用，均以白头翁汤化裁。内服方：土茯苓30g，黄柏15g，蛇床子10g，秦皮10g，地肤子10g，苦参10g，白头翁15g，石菖蒲15g，泽泻10g，萆薢10g，紫花地丁10g。5剂，每日1剂，水煎3次，每次取液100毫升，温服。

外洗方：生大黄50g，黄柏50g，蛇床子50g，秦皮50g，地肤子50g，苦参50g，土茯苓80g，百部50g，白头翁50g。每日1剂，水煎2次，取液浸洗阴部，每次浸洗30分钟以上，日2次。

患者照方内服5剂、外洗11剂，阴痒不再。

【按】

霉菌性阴道炎多由霉菌中的白色念珠菌感染引起，这种霉菌在酸性环境中特别容易生长，主要通过性行为或间接接触传染，故一般要求此类患者夫妻同治。

本病属中医"阴痒"范畴。多因湿浊蕴结，感染邪毒所致。盖外阴、阴道为经络丛集、宗筋汇集之处。冲任二脉起于胞宫，过阴道，出会阴；足厥阴肝经绕阴器；足太阴脾经、足少阴肾经虽不直接络属阴器，但都经过阴部。故摄生不慎，忽视卫生，或房事不洁，感染邪毒，侵入阴器，化生湿热；或恣食膏粱厚味，或久居湿热之地，滋生湿热，流注下焦，侵犯阴部；或经行产后，胞室空虚，湿热之邪乘虚而入，直犯阴器；或七情内伤，肝气郁滞，横逆犯脾，运化失健，酿生湿热，循冲、任、肝脉下注阴部，均可引起阴痒、带下等证。该患者系护士，无不洁性交史，其夫亦无不适，其病或系间接感染毒邪使然，病机则属湿热下注。故治以清热燥湿，杀虫止痒，内外兼施。方中白头翁、黄柏、秦皮，即清热解毒、凉血治痢之白头翁汤，去黄连是病在下焦而非中焦也，是方出自《伤寒论》，原本治厥阴热利，今移作治阴痒者，以其俱属下焦湿热也，所异者，彼乃损伤肠道血络，此则径伤外阴、阴道，皆宜清解下焦热毒。土茯苓、紫花地丁、生大黄、蛇床子、地肤子、苦参、石菖蒲、泽泻、萆薢，清热解毒，燥湿泄浊，杀虫止痒。诸药合用，可有效抑杀多种阴道霉菌。

53. 清利下焦湿热、祛瘀消肿解毒法治疗前庭大腺炎

患者女性，45岁，已婚，家庭主妇，住深圳市宝安区新安街道，广东省饶平县人。2009年3月28日初诊：

【主诉】 右侧阴唇内肿痛进行性加重3天。

【现病史】 3天前无诱因下右侧阴唇内出现红肿硬块，疼痛逐渐加重，行走时痛剧，心烦，饮食正常，二便调，眠安。

【既往史】 2年前夫妻行房后次日曾出现同样囊肿，经余予中药治愈。月经如期，经量适中，经色红。

【体格检查】 舌质淡红，舌苔薄白，脉弦。

【妇科检查】 右侧外阴前庭区囊性肿块，直径约3.5cm，质软，色紫红。

【诊断】 中医诊断：阴肿（湿热下注）。西医诊断：前庭大腺炎。

【治疗】 清利下焦湿热，祛瘀消肿解毒。自拟蒲翁消毒汤加减，处方：白头翁20g，蒲公英20g，紫花地丁20g，白花蛇舌草30g，黄芩20g，泽泻10g，薏苡仁30g，益母草30g，莪术10g，三棱10g，琥珀6g。5剂，每日1剂，水煎取液100ml，温服，日煎服3次。

2009年4月22日患者因眩晕再次来本科就诊，告以服完上药，囊肿即消。

【按】

前庭大腺炎依囊肿是否破溃而分属中医学之"阴肿"、"阴疮"范畴。急性期腺管肿胀阻塞，炎液外流不畅，出现前庭大腺肿块者，属"阴肿"。后期肿块破溃则属"阴疮"。本病多因下焦湿热毒邪侵袭阴户引发，尤与肝经湿热相关。从经脉而论，足厥阴肝经绕阴器；冲任二脉均起于胞宫，过阴器，下出会阴；足太阴脾经、足少阴肾经虽不直接络属阴器，但都经过阴部。若调摄不善，或房事不洁，感染毒邪，侵入阴户，化生湿热，与血气搏结；或平素怀求不达，肝气郁结，横逆犯脾，运化失健，酿湿生热，循冲、任、肝脉下注阴户，壅阻气血，皆可令阴户肿胀而疼痛。此病以育龄妇女易

患，病情迁延难愈，复发率高。

治疗重在针对病因，予清利下焦湿热毒邪，活血祛瘀，散结消肿。清热解毒，可用白头翁、蒲公英、紫花地丁、白花蛇舌草、黄芩等；清利下焦湿热，可用泽泻、薏苡仁、益母草等；活血祛瘀，散结消肿，则宜选用莪术、三棱、琥珀。临床证明，蒲翁消毒汤治疗本病有效。方中首用白头翁者，乃受《伤寒论》厥阴热利证治启发，原文第 370 条谓"热利，下重者，白头翁汤主之。"其证乃湿热之邪郁遏不解，损伤肠道血络使然。本病虽损在阴户，但亦系湿热之邪郁遏不解，且病变均在下焦，故取苦寒清热解毒之白头翁为君药。琥珀活血破瘀散结之力强，以其治疗瘀血阻滞之月经不行及其他瘀结肿胀，单用或加入复方中均有效。

54. 清泄湿热、活血祛瘀、补益精气法治疗精神性阳痿

患者男性，34 岁，已婚，禽蛋经销商，住深圳市宝安区西乡街道，山东梁山县人。1998 年 12 月 1 日初诊：

【主诉】　阳痿不举 4 个月。

【现病史】　患者 4 个月前因与一女性交后担心染上性病，随之阳事不举，持续至今，伴头晕乏力，困倦，口渴，饮水多，小便黄而量多，近日晨起尿白浊，大便调。

【体格检查】　舌质淡红，舌苔微黄厚，脉弦滑。

【实验室检查】　梅毒血清反应素试验、艾滋病病毒抗体、衣原体抗体、支原体抗体、尿常规检查：均无异常。

【诊断】　中医诊断：阳痿（下焦湿热兼肾气虚）。西医诊断：精神性阳痿。

【治疗】　清利下焦湿热，补益肾精肾气。处方：黄柏 30g，萆薢 15g，石菖蒲 15g，车前子 15g（包煎），泽泻 10g，金樱子 15g，沙苑子 15g，淫羊藿 10g，肉苁蓉 10g，菟丝子 15g，山茱萸 10g，山药 30g。5 剂，每日 1 剂，水煎 3 次，温服。同时，根据上述检查结果，告知患者未染上性病，嘱患者放松心情，舒缓紧张精神。

1998 年 12 月 9 日二诊：

服药后精神好转，口渴缓解，夜卧阳事能举，白昼不能，大便干，小便仍黄（与中药汤剂有关），仍困倦思睡，舌质淡红，舌苔薄白，脉弦缓。

目前治疗宜清利湿热，祛瘀通络，补肾益精。调方如下：车前子20g，萆薢15g，石菖蒲15g，小蓟15g，炮甲珠10g，路路通10g，王不留行10g，赤芍15g，金樱子15g，菟丝子15g，山茱萸15g，沙苑子15g，肉苁蓉15g，淫羊藿10g。5剂，煎服法同上。患者于1999年1月7日来告，服完上药，病即痊愈。

【按】

现代医学根据有无器质性损害，将阳痿分为功能性阳痿和器质性阳痿两类。控制阴茎勃起的中枢在脊髓骶段，该中枢除自身接受刺激产生反射外，还受大脑皮质活动的控制。大脑皮质活动对勃起中枢的抑制大于兴奋，一旦抑制作用加强，波及性中枢，可使性兴奋减弱，影响性功能的条件和非条件反射。长期精神紧张、焦虑、抑郁、恐惧、疑惧、恫吓、夫妻不睦、过度疲劳、性无知、性紧张、手淫及纵欲过度等异常的心理障碍，可造成性兴奋减弱，出现功能性阳痿，这类阳痿多无器质性病变。器质性阳痿多由神经系统、内分泌系统、心血管系统疾病及生殖器疾病、手术损伤等引起。20世纪70年代以前，认为阳痿90％是精神或心理因素引起，尔后随着研究的不断深入，发现30％～50％患者系器质性病变所致。且许多是精神与器质因素混合致病。

中医认为，肝郁不舒，肝胆湿热，惊恐伤肾，命门火衰，心脾两虚，及先天肝肾精血不足，阳物细小是致病关键。治疗主要是针对病因，采用心理、物理、药物、手术方法治疗。余既往运用活血化瘀、涤痰散结、疏肝解郁、清利湿热及滋养精血等法治疗这类病证，每获满意疗效。

该患者之病情显属心理恐惧所致，《素问·阴阳应象大论》云："恐伤肾"，《素问·举痛论》又云："恐则气下"。肾气怯弱，则精气不充，日久可累及肝、胆、心、脾，演为肝气郁结、肝经湿热、胆气虚怯、心肾不交、脾运失健等，而致宗筋不展，发为阳痿。其病既有下焦湿热，又兼肾气虚弱。故治疗祛邪补虚并举。前方仿程钟龄萆薢分清饮意，取黄柏、萆薢、石菖蒲、车前子、泽泻清泄下焦湿热。基于阳痿者精亦不足的考虑，复从五子衍宗丸、六味地黄丸化裁，以金樱子、沙苑子、淫羊藿、肉苁蓉、菟丝子、山茱萸、山药，补肾益精秘精。服药病即改善者，是辨治切中肯綮。故后方继续前法的同时，更以炮甲珠、路路通、王不留行、赤芍，活血祛瘀通络，一者开下焦湿热瘀浊之去路，二者疏导精气运行之通路也。

55. 清利下焦湿热、补肾活血通络法治疗精神性阳痿

患者男性，30 岁，已婚，工人，住深圳市宝安区西乡街道，广东省连平县人。2008 年 12 月 20 日初诊于莅临我院讲学的全国名中医、湖北中医药大学梅国强教授：

【主诉】　性欲下降、阴茎不能勃起 5 年。

【现病史】　患者结婚 5 年来性欲下降，月 1～2 次，同房时阴茎不能勃起，曾自服中草药、金水宝胶囊、六味地黄丸等无效，周身乏力，腰腿酸软，两目干涩，难眠，睡后易惊醒，心情易紧张，手颤，小便通利。

青春期有手淫史。

【体格检查】　精神萎靡，面色无华，舌质淡红，舌体胖大，边见齿痕，舌苔白厚，脉缓。

【诊断】　中医诊断：阳痿（肾虚湿热下注）。西医诊断：精神性阳痿。

【治疗】　清泄下焦湿热，补肾活血通络。四妙丸、二陈汤化裁，处方：苍术 10g，黄柏 10g，怀牛膝 15g，薏苡仁 30g，法半夏 10g，陈皮 10g，茯苓 30g，丝瓜络 10g，淫羊藿 30g，仙茅 15g，蛇床子 20g，当归 10g，川芎 10g，全蝎 10g，韭菜子 10g。7 剂，每日 1 剂，水煎取液 100ml，温服，日煎服 3 次。患者服完上药，适逢梅老返汉，患者照方续服 7 剂。

2009 年 1 月 4 日二诊：

患者转延余治，诉服药 14 剂腰腿酸软及两目干涩消失，阴茎勃起硬度增强、持续时间延长，唯双脚冰凉，难眠依旧，舌质淡红，舌苔厚白，脉缓。

上方加合欢皮 10g，茯苓易茯神 30g。7 剂，煎服法同上。

【按】

男子通常于二八年华，在肾气盛、天癸至前提下，开始精气溢泻，标志着性功能长全，自此以降，即可阴阳交媾而繁衍生殖，演绎宗枝。当然，也

有因过食富含激发相火、催动冲任之物，而致天癸早至者，又当别论。唯青春萌动之际，常思交接而不能，即以手淫之，长久每易损伤肾气而致阳痿。故临床中恒多肾之阴阳精气损伤而成痿者，亦不乏肝气郁结、肝经湿热、寒滞肝脉、惊骇恐惧、胆气虚怯、心血瘀阻、脾运不健、脾胃湿热、肺失宣肃而致者。《素问·痿论》"治痿者独取阳明"只言其治疗之一部分尔，即补益脾胃以促后天，清泄阳明邪热也，盖以阳明总宗筋之会故也。而湿热下注、宗筋不旺成痿者亦不可忽略。该患者之病情演变与目前症状显示，其病既有精气虚损、命门火衰的一面，也有湿热下注的一面，故治疗宜清泄下焦湿热与补肾活血通络并举。取四妙丸（苍术，黄柏，怀牛膝，薏苡仁）合二陈汤（陈皮，法夏，茯苓，炙甘草）去炙甘草之壅，以清泄下焦湿热。淫羊藿、仙茅、蛇床子、韭菜子补肾壮阳。当归、川芎、全蝎、丝瓜络活血祛瘀，疏通直达宗筋之脉络。方证相应，是以获效。唯是沉疾既久，还需缓慢调之。

56. 清热泄浊、补肾活血法治疗早泄

某男，31岁，已婚，工人，住深圳市宝安区松岗街道，湖南省武冈市人。2008年12月21日初诊于莅临我院讲学的全国名中医、湖北中医药大学梅国强教授：

【主诉】 早泄、头晕2年。

【现病史】 患者近2年来早泄，头晕眼花，腰膝酸软，饮食正常，二便调。

【体格检查】 精神萎靡，舌质红，舌苔白厚，脉弦。

【诊断】 中医诊断：早泄（肾虚湿热下注）。西医诊断：早泄。

【治疗】 清热泄浊，补肾活血，四妙丸合五子衍宗丸化裁，处方：苍术10g，黄柏10g，薏苡仁30g，怀牛膝15g，当归10g，川芎10g，芦根15g，滑石10g，淫羊藿30g，蛇床子20g，覆盆子10g，菟丝子10g，枸杞子15g。7剂，每日1剂，水煎取液100ml，温服，日煎服3次。

2009年1月3日二诊：

患者转延余诊，诉服药后头晕明显减轻，阴茎勃起频次增加，硬度增强，饮食正常，二便调，仍腰膝酸软，舌质淡红，舌苔白稍厚，脉弦。

上方去芦根、滑石、加车前子10g，金樱子20g。7剂，煎服法同上。

【按】

　　早泄指男子在性交之前、之始即射精的病证。中西医病名相同。其与遗精、阳痿的区别在于，遗精是没有性交过程而精液流出，因梦而遗者谓之梦遗，无梦甚至清醒时精液自出者谓之滑精。阳痿指性交时阴茎不能勃起，也包括非性交状态下阴茎长久不能勃起。而早泄者阴茎是可勃起的，唯过早排精致阴茎痿软不能持续正常性交。此三者虽互有差异，但常常相因或相兼致病，且均与虚损包括禀赋不足、君相火旺、湿热下注等因素有关。该患者头晕眼花、精神萎靡、腰膝酸软与早泄并见，历 2 年之久，又见舌质红、舌苔白厚、脉弦，其肾气虚与湿热下注并重，已不言而知。故予四妙丸、芦根、滑石清泄下焦湿热。以五子衍宗丸化裁之覆盆子、菟丝子、枸杞子、淫羊藿、蛇床子益肾生髓秘精。更加当归、川芎活血，通其宗筋之络也。早泄与阳痿一样，皆得之缓久，故调治亦需缓慢。

57. 清热泻火、利尿通淋、凉血止血法治疗血精

　　患者男性，46 岁，已婚，个体业者，住深圳市宝安区福永街道，四川达县人。1995 年 4 月 22 日初诊：

【主诉】 射精带血 1 个多月。

【现病史】 患者 1 个多月来性交时射出带血精液，伴早泄，性欲减退，排尿时会阴轻度坠胀，大便通畅，饮食如常，无腹痛、腰痛、发热等症。

【既往史】 有冶游史。

【体格检查】 外阴清洁，尿道口无脓性分泌物，舌质红，舌苔黄厚腻，脉弦。

【实验室检查】 尿常规：白细胞（＋）。

【诊断】 中医诊断：1. 血精（湿热下注）；2. 淋证（热淋）。西医诊断：1. 精囊炎；2. 泌尿道感染。

【治疗】 清热解毒，利尿通淋，凉血止血。导赤散、二妙散、八正散加减，处方：黄柏 30g，萹蓄 10g，瞿麦 10g，竹叶 10g，木通 10g，滑石 20g，泽泻 15g，石菖蒲 15g，生地黄 15g，白茅根 20g，小蓟 20g，苍术 10g，路

路通 15g，甘草梢 10g。3 剂，每日 1 剂，水煎取液 100ml，温服，日煎服 3 次。嘱患者服药期间戒房事。

1995 年 4 月 25 日二诊：

病情稳定，舌苔黄腻变薄，余同上，上方加仙鹤草 15g。5 剂，煎服法同上。患者服药尽，血精止。

【按】

血精是男性较为少见的生殖系统疾病，表现为性交时射出红色精液，现代医学谓之精囊炎，也是前列腺炎的一种并发症。多为细菌侵入尿道乃至前列腺而引发感染，使精囊充血，大量的红细胞和脓细胞渗入精液中，性交时排出体外。

中医认为，本病多因恣情纵欲，房事不节，耗伤肾阴，致肾阴不足，相火偏旺，扰动精室，迫血妄行；或嗜啖辛热肥甘、过饮酒浆，滋湿生热，湿热蕴结，下注精室，迫血妄行；或房事频繁，精室血络受损，精血混出所致。

该患者之病症当属湿热下注，故治疗予导赤散、二妙散、八正散合方化裁。方中生地、竹叶、木通、甘草梢，即导赤散，以其清热利水，导热下行。余体会，是方不唯导君火下行，亦能引下扰之相火从小便而出，此即其既能治心火上炎之口疮，亦能治相火下迫之热淋故也。木通、滑石、甘草梢、萹蓄、瞿麦乃八正散中药味，黄柏、苍术即二妙散，其与泽泻、石菖蒲、白茅根、黄柏、小蓟、苍术、路路通相合，共奏清热泻火，利水通淋之功。其中，白茅根、小蓟甘寒，清热利尿之外，尚有较好的凉血止血作用。全方合用，清利下焦湿热以除其因，凉血止血以消其症。证治相符，方药恰当，是以效若桴鼓。

第九章 皮肤美容类疾病

58. 清热泄浊、祛风止痒、活血散结法治疗面部寻常痤疮

患者女性，27岁，未婚，工人，住深圳市宝安区新安街道，四川省大竹县人。2000年8月26日初诊：

【主诉】 面部泛生紫红色丘疹10年。

【现病史】 患者近10年来满面泛生紫红色丘疹，分布稀疏，部分愈合后留下紫色瘢痕。近2天面、颈、肩、手生红色丘疹，瘙痒，随搔抓而蔓延，面肤油亮，眠安，饮食如常，二便调。

【既往史】 素体健康。月经调畅。心情平和。

【体格检查】 舌质淡红，舌体适中，边见齿痕，舌苔薄白而润，脉弦缓。

【诊断】 中医诊断：粉刺（风热浊邪郁遏颜面）。西医诊断：寻常痤疮（丘疹型）。

【治疗】 清热泄浊，祛风止痒，活血散结，内外并施。内服方：土茯苓30g，刺蒺藜30g，白鲜皮10g，枇杷叶30g，泽泻10g，地肤子10g，浙贝8g，炮甲珠8g，赤芍15g，马齿苋30g。5剂，每日1剂，水煎取液100ml，温服，日煎服3次。

外洗方：土茯苓80g，马齿苋80g，生大黄80g，蒲公英50g，地肤子

50g。5剂，每日 1 剂，水煎取液 1500ml～2000ml，浸洗患部，持续半小时以上，每日浸洗 2 次。

2000 年 8 月 31 日二诊：

患者面部丘疹明显萎缩，色素沉着斑变淡，瘙痒减轻，仅左肩仍痒，舌脉同上。今停外洗方，内服方加重疏风止痒、活血祛瘀。处方：土茯苓30g，皂刺 30g，苦参 15g，刺蒺藜 15g，白鲜皮 10g，益母草 30g，白芥子10g，枇杷叶 30g，桑叶 10g，炮甲珠 8g，赤芍 15g，丹参 30g，山楂 15g，白僵蚕 15g。5 剂，每日 1 剂，煎服法同上。另予红霉素 0.25g，1 日 3 次，口服。

2000 年 9 月 6 日三诊：面部丘疹消失，仅留浅淡色素沉着斑，颈部微痒，舌脉同前。上方继进 5 剂，诸症平复。

【按】

痤疮是毛囊皮脂腺的慢性炎症性疾病，反复发作，经年不愈，常伴皮脂溢出，部分女性患者随月经周期发病或症状加重，尤其在经前期，该患者之症状基本符合这一变化特征。其病机关键在于体质雄健，阳热偏盛，热蒸脾湿，化生腻浊，浊热交蒸，挟风邪上遏颜面。治疗宜清热泄浊为主。土茯苓、皂刺、苦参、刺蒺藜、白鲜皮、地肤子、马齿苋、枇杷叶具有较好的清热泄浊、祛风止痒作用。炮甲、赤芍、三七、山楂、丹参等功在活血祛瘀散结。二法相合可治疗多种类型的痤疮。其内服外洗，即本标同治，此余治疗痤疮之常用方法。有时为便利起见，仅以内服药之三煎汤液洗之，亦效。唯外洗必须持续半小时以上，否则，药液难以渗入皮下发挥作用。

59. 清热凉血、祛瘀散结法治疗背部寻常痤疮

患者男性，23 岁，未婚，工人，住深圳市罗湖区，广东省潮州市人。1998 年 10 月 27 日初诊：

【主诉】 背部泛生绿豆至黄豆大紫红色丘疹 1 年多。

【现病史】 患者近 1 年多来背部泛生绿豆至黄豆大紫红色丘疹，部分形成紫色瘢痕，夜卧多梦，口渴引饮，纳旺，大便通畅，小便黄。

【体格检查】　面及背部多油垢，舌质淡红，舌苔薄白，脉弦。

【诊断】　中医诊断：粉刺（浊热内盛）。西医诊断：寻常痤疮（结节型）。

【治疗】　清热凉血，祛瘀散结。处方：皂角刺30g，赤芍15g，牡丹皮15g，山楂15g，炮甲珠8g，黄芩15g，金银花10g，桑叶10g，柴胡10g，瓜蒌皮10g，泽泻10g。5剂，每日1剂，水煎取液100ml，温服，日煎服3次。

1998年11月3日二诊：

患者服完上药，背部丘疹消失，瘢痕淡化，饮食如常，二便通畅。舌质淡红，舌苔白腻，脉缓。上方去柴胡，加白术10g，滑石20g。5剂，煎服法同上。

1998年11月8日三诊：

背部仅见少许淡紫色瘢痕，舌苔变薄白，余无异常。上方去黄芩，加当归10g，连服7剂，瘢痕消失。

【按】

手之阳经行于肩胛部，足太阳膀胱经行于背面，足阳明胃经之分支从喉咙向下后行至大椎，故痤疮之生于背部者，仍可从经络辨证进行治疗。该患者之病因缘于阳热自盛，而丘疹分布部位及所见脉症，实际涉及手足之阳经病变，故治疗选用具有清疏太阳、阳明、少阳邪热之桑叶、金银花、黄芩、柴胡，合以凉血祛瘀软坚散结之品。证治不悖，疗效自见。

60. 清热泄浊、凉血活血、化痰散结法治疗面部寻常痤疮

患者女性，40岁，已婚，个体业主，住深圳市宝安区新安街道，广东省怀集县人。2000年8月5日初诊：

【主诉】　面颊散生红色丘疹2个月。

【现病史】　患者近2个月来因频食荔枝、榴莲而两颊散生红色丘疹，饮食无异，二便调畅，眠安。

【既往史】　素体健康。月经调畅。性格开朗。

【体格检查】 面肤稍现油腻，舌质淡红，舌苔薄白而润，脉缓。

【诊断】 中医诊断：粉刺（热积阳明）。西医诊断：寻常痤疮（丘疹型）。

【治疗】 清热泄浊，凉血活血，化瘀散结。处方：枇杷叶30g，皂角刺30g，金银花10g，桑叶10g，黄芩15g，赤芍30g，炮山甲8g，山楂15g，苦参15g，瓜蒌皮15g，白僵蚕30g，泽泻10g。5剂，每日1剂，水煎取液100ml，温服，日煎服3次。

2000年8月12日二诊：

上药服至3剂因月经来潮而停药，经尽后续服，现面部丘疹消失，仅留紫色瘢痕。余无异常，舌脉同上。前方去瓜蒌皮、黄芩、泽泻，加浙贝8g，土茯苓20g，益母草30g。5剂，煎服法同上。

【按】

本案例病因明显，乃饮食不节，奢啖荔枝、榴莲使然，荔枝、榴莲乃亚热带果物，其性辛温，味甘，少食之可生津，益血，理气，止痛，食之过量，易致阳明胃肠积热，甚至腑热及脏，致肺系咽喉肿痛。面颊乃阳明经脉之分野，积热循经上炎，郁于所过浮络之间，故生红色丘疹。病因既明，病性昭然，故径用枇杷叶、金银花、桑叶、黄芩等清泄阳明邪热之品，合以凉血活血、涤痰散结之物治之，证治相宜，其病自瘳。

61. 清泄阳明浊热，凉血活血散结法治疗面部寻常痤疮

患者女性，22岁，未婚，公司文员，住深圳市宝安区龙华街道，甘肃省白银市人。2000年8月30日初诊：

【主诉】 满面密生紫红色丘疹8年。

【现病史】 患者8年来满面密生紫红色丘疹，丘疹大如绿豆，小若麻粒，前额及两颊部分融合成片，长年睡眠不宁，夜卧多梦，口渴饮冷，纳食健旺，大便干结，每日1次，小便黄。

【体格检查】 面垢漫渍，抹之黏手，形体壮实，舌质淡红，舌苔白滑，脉弦劲。

【诊断】　中医诊断：粉刺（浊热交蒸阳明）。西医诊断：寻常痤疮（丘疹型）。

【治疗】　清泄阳明浊热，凉血活血散结，佐以宁心安神。处方：土茯苓30g，桑叶10g，金银花10g，瓜蒌皮10g，山楂15g，泽泻10g，炮甲珠8g，赤芍15g，牡丹皮15g，丹参30g，薏苡仁30g，苦参30g，刺蒺藜30g，酸枣仁30g。5剂，每日1剂，水煎3次，前2次煎液各取150ml，温服，第3次煎液浸洗颜面半小时以上。加服红霉素0.25g，1日2次。

2000年9月13日二诊：

服药后面垢明显减少，丘疹大部分萎缩，仅留下紫红色瘢痕，眠安，口不渴，二便调，舌质淡红，舌苔白稍厚腻，脉弦缓。目前病机仍以湿浊困脾为主，前方去牡丹皮、金银花之寒凉，加苍白术各10g，制乳没各8g，以健脾燥湿，祛瘀散结。5剂，煎服法同上。

2000年10月8日三诊：

患者因出差停药，现面部仅见少许丘疹及垢腻，本次就诊主要为大便干结而来，口不渴，夜卧依然多梦，舌脉同前。8月30日方去瓜蒌皮，加大黄10g（后下），3剂，嘱其多食鲜蔬瓜果，少进膏粱厚味，尔后粉刺未复发。

【按】

该患者病无特殊，唯病因病机与常见痤疮稍有不同，需加注意。患者形体壮硕，罹患8年，长年面垢、口渴饮冷、纳旺、便秘、溲黄，显然是阳气自盛，热浊郁积阳明，经腑同病。而舌质淡红，舌苔白滑，则属寒湿困遏太阴脾土之征。病证为寒热混杂，治疗若予苦寒泄热，易增其寒湿；纯予温化寒湿，易助其热实。貌然看来，确有棘手之处，然细察其证，患者脾湿之象，实因阳明热炽引水自救，寒凉过度以致脾运不及，反为其困而成。这一病理变化特征不唯见之痤疮患者，亦常见于诸多热证患者及健康人群。盖以南方地区气候炎热，湿邪亦重，人们为了解热防暑，每每大量服食寒凉清热祛湿之品，以致相当部分人尽管体质偏热，而舌质舌苔却呈寒湿之象。本患者热浊郁积阳明乃其病变根本，故治疗无需瞻顾脾湿，径用土茯苓、桑叶、金银花、苦参、刺蒺藜、泽泻、薏苡仁等苦寒清热解毒、祛湿泄浊之物，佐以赤芍、牡丹皮、炮甲、丹参、山楂等凉血祛瘀之品而获效。热源既除，热证自消，故二诊减其寒凉之品，加燥化之物。

62. 和解枢机、清热解毒、活血凉血法治疗寻常痤疮

患者女性，28岁，已婚，商人，浙江桐庐县人。2008年12月19日初诊：

主诉（电话）：面生紫色丘疹2年多。

【现病史】 患者近2年来面生紫色丘疹，两颊及下唇密集，经期增多，心烦易怒，饮食如常，二便调，月经如期，量少夹瘀。

【体格检查】 缺。

【诊断】 中医诊断：粉刺（厥阴少阳经气郁滞）。西医诊断：寻常痤疮。

【治疗】 患者来电时适逢全国名中医、湖北中医药大学梅国强教授在侧，余将病情告之，梅老沉思片刻，谓宜和解枢机，清热解毒，活血凉血，可以小柴胡汤化裁，遂疏方如下：柴胡10g，黄芩10g，法半夏10g，苍术10g，黄柏10g，土牛膝10g，土贝母10g，土茯苓30g，土大黄20g，牡丹皮10g，绿萼梅10g，月季花10g，玫瑰花10g，冬瓜子30g，炒栀子6g。每日1剂，水煎取液100ml，温服，日煎服3次。

余以手机短信发给患者，嘱其照方服用，春节期间患者来电告以服药15剂，面部丘疹消失。言辞之中尽溢欣喜之情，谓感谢使其恢复漂亮脸蛋过春节。

【按】

梅老观点，手足少阳经脉既行于头侧、枕后，亦行于颜面，此可征之《灵枢·经脉》。少阳主枢机，内寄相火。若枢机运转正常，则相火疏泄升发有度，自无贼邪之患。若枢机不利，疏泄失常，则相火难以守位禀命，随其风木之性，循经上熏颜面，致令面生痤疮。治疗应注重疏泄少阳，以小柴胡汤化裁，亦具效验。

盖肝与胆不仅经脉相互络属，而且脏腑直接相连。肝体阴用阳，易化热化火。胆附于肝，其化生和排泄胆汁及经气运行皆受肝的疏泄功能调控。肝之疏泄不唯调畅全身气机，调节情志活动，推动血津输布代谢，促进脾胃运化功能，而且还能协调男子排精、女子排卵和月经来潮。肝气疏泄太过，易

致气逆血热菀于颜面，出现红色丘疹。肝气疏泄不及，易致肝气郁结，血行瘀滞；久郁化热化火或气郁津液输布代谢障碍，化生痰浊，痰瘀浊气滞阻颜面，也可出现红色或紫色丘疹。因此，月经不调往往也是痤疮之成因。又冲脉、任脉均起于胞宫而上行面部，与月经及面部痤疮亦有关系。该患者年方28 岁，正值盛年，虽未面见，但从其语声及所述症状来看，当合梅老所言，少阳相火郁发，经气不利，致肤腠壅滞，密集发生痤疮之观点，[1]故治以和解枢机，清热解毒，活血凉血之剂。方中柴胡、黄芩、法半夏即小柴胡汤之本药，与苍术、黄柏、土牛膝、土贝母、土茯苓、土大黄、炒栀子合用，共奏和解少阳枢机，清热解毒散结之功。绿萼梅、月季花疏肝解郁，理气行血。牡丹皮、玫瑰花、冬瓜子凉血活血，褪斑增白。此五味乃梅老治疗此类疾病之常用药。

【参考文献】

[1] 梅国强. 加减小柴胡汤临证思辨录 [J]. 湖北中医杂志，2006 (12)：3.

63. 清热解毒、凉血活血法治疗酒皶鼻

患者女性，43 岁，已婚，工人，住深圳市宝安区新安街道，广东省茂名市人。2008 年 3 月 25 日初诊：

【主诉】 鼻准生红色丘疹 5 年多。

【现病史】 患者 5 年多来鼻准生红色丘疹，鼻翼满布红色血丝，瘙痒，面部油腻，烦躁，口微渴，纳食如常，二便调，眠安。

【体格检查】 鼻准潮红，散生粉刺样红色丘疹，有明显的毛细血管扩张，形若红丝缠绕，向鼻翼周边扩展，舌质淡红，舌苔薄白，脉弦缓。

【诊断】 中医诊断：酒皶鼻（丘疹型——浊热蕴鼻）。西医诊断：酒皶鼻。

【治疗】 清热解毒，凉血活血。予自拟玄参地丁汤，处方：玄参 30g，土茯苓 30g，蒲公英 15g，紫花地丁 15g，桑叶 10g，苦参 10g，刺蒺藜 10g，白芷 10g，牡丹皮 15g，赤芍 15g，山楂 15g，甘草 10g。7 剂，每日 1 剂，水煎取液 100ml，温服，日煎服 3 次。另予氨苄西林丙磺舒胶囊 1.0g、西咪替丁片 0.2g，各 1 日 3 次，口服。

2008 年 4 月 2 日二诊：

患者服药后丘疹开始萎缩，鼻翼周围红色血丝变淡，舌脉同上。上方去白芷，加法半夏10g。7剂，煎服法同上。停用氨苄西林丙磺舒胶囊和西咪替丁片。

2008年4月10日三诊：

鼻准丘疹及鼻翼血丝消失，上方续服7剂，以巩固疗效。

【按】

酒皶鼻是一种好发于面部中央的慢性炎性皮肤病，因鼻色紫红如酒皶而得名。现代医学对其病因尚不十分清楚，一般认为，多系皮脂分泌亢进，辛辣刺激性食物，消化不良、便秘等消化道功能障碍，月经失调、卵巢疾病等内分泌功能障碍，高温、严寒等环境气候因素，精神紧张，螨虫及其他病原微生物感染，使面部血管运动神经功能失调，引起毛细血管长期扩张所致。

中医认为，此病乃饮食不节，嗜啖辛热炙煿，过饮醇酒，脾胃积热生浊，循经蕴蒸鼻周，复遇风寒外束，致风、寒、热、浊、瘀血交阻鼻周络脉、肌肤而成。该患者身处南方，无寒凉之害，亦不饮酒，其脉症提示，病由风热腻浊郁遏鼻周血络使然。故径与清热解毒、凉血活血之药，方中玄参、土茯苓、蒲公英、紫花地丁、桑叶、甘草清热解毒杀虫，可杀灭螨虫等病原微生物，抑制皮脂分泌。苦参、刺蒺藜、白芷祛风燥湿，杀虫止痒，也有抑制皮脂分泌的作用。牡丹皮、赤芍、山楂凉血活血，祛瘀通络，能有效改善血管内皮功能，促使面部特别是鼻周毛细血管收缩，维持血流通畅。全方合用，可令风热散，腻浊化，血热减，毒邪去，红疹消。特是此病容易反复，故愈后仍需巩固治疗。

64. 清热解毒、凉血疏风、燥湿止痒法治疗光敏性皮炎、湿疹

某男，68岁，已婚，退休干部，住深圳市西部华侨城，湖北省武汉市人。1998年11月12日初诊：

【主诉】 躯干、四肢生红色丘疹，瘙痒，搔破渗血10年。

【现病史】 患者于1988年夏天因久曝日光下致颈项以下之躯干、四肢起红色丘疹，瘙痒，遍身现红色抓痕，破溃则渗血，疮疹色鲜红，奇痒难

忍，夜卧不宁，每年春末夏初和秋天遇晒及天气潮湿时易发或加重，经治不愈。饮食如常，二便调。

【既往史】　有高血压 19 年（长期口服尼群地平片 10mg，1 日 3 次）。

【体格检查】　舌质淡红，舌体胖大，边见齿印，舌苔白润，脉弦缓。

【诊断】　中医诊断：湿疮（湿热内盛）。西医诊断：1. 光敏性皮炎；2. 湿疹。

【治疗】　清热解毒，凉血疏风，燥湿止痒，内外并用。内服方：土茯苓 30g，刺蒺藜 15g，白鲜皮 10g，滑石 15g，苍术 10g，地肤子 10g，生地黄 15g，赤芍 15g，牡丹皮 10g，苦参 10g，蝉蜕 8g。3 剂，每日 1 剂，水煎取液 150ml，温服，日煎服 3 次。

外洗方：土茯苓 80g，刺蒺藜 50g，白鲜皮 50g，生大黄 80g，地肤子 50g，苦参 50g，赤芍 50g，蒲公英 50g，紫花地丁 50g。3 剂，每日 1 剂，煎水 5000ml，取液浸泡周身，每次持续 1 小时，日 2 次。

1998 年 11 月 15 日二诊：

用上药 3 天后皮肤出血已止，疮疹开始收敛，仍瘙痒难眠，纳呆，大小便正常，舌质淡红，边见齿痕，舌苔白润，脉弦缓。

继续内服外洗，内服方：土茯苓 30g，刺蒺藜 15g，白鲜皮 10g，地肤子 10g，蛇床子 10g，酸枣仁 15g，牡丹皮 12g，苦参 10g，苍术 10g，防风 10g，荆芥 10g，远志 10g，赤芍 15g，生地黄 10g。5 剂，煎服法同上。

外洗方：土茯苓 100g，刺蒺藜 80g，白鲜皮 80g，蛇床子 50g，地肤子 50g，生大黄 100g，苦参 80g，赤芍 80g，蒲公英 50g，滑石 50g。5 剂，外洗法同上。

1998 年 11 月 20 日三诊：

用药后疮疹大部分结痂，未结痂者渗液甚多，舌脉同上。

内服方不变，外洗方加炉甘石 30g，鲜马齿苋 1000g。用法同上。患者续用 15 剂，疮痒俱止。

【按】

湿疮是指皮损形态多样，伴瘙痒、糜烂、流滋、结痂的过敏性炎症性皮肤病。相当于现代医学的湿疹。本病具有多形性损害、对称分布、自觉瘙痒、反复发作、易演变成慢性之特点。一般分为急性、亚急性、慢性三类。中医文献根据其发病部位、证候差异，将浸淫遍身、滋水淋漓者名为"浸淫疮"，将丘疹为主者名为"血风疮"、"粟疮"。

本病男女老幼皆可罹患，但以先天禀赋不耐者多发。急性、亚急性期多因饮食不节，误食动风激发之品，或嗜啖肥甘酒酪，蕴积脾胃，滋生湿热，复被风湿热邪外袭，内外合邪，浸淫肌肤而发病；慢性期多因素体虚弱，脾为湿困，肌肤失养，或因湿热蕴久，耗伤阴血，化燥生风，血虚风燥，肌肤失养，而缠绵反复。核心病机在于禀赋不耐，风、湿、热邪阻于肌肤。

该患者罹病10年，符合慢性病变之特征。然其复发时的症状，又形同急性期之表现，故刻下治疗当按急性期之病理变化，予清热解毒，凉血疏风，燥湿止痒，内外兼施。方中土茯苓、地肤子、白鲜皮、苍术、苦参、蛇床子、刺蒺藜、防风、荆芥、蝉蜕清热解毒，祛风除湿止痒。滑石清热收湿敛疮。生地黄、赤芍、牡丹皮清热凉血。生大黄、蒲公英、紫花地丁清热解毒，消肿散结。酸枣仁、远志宁心安神，远志尚可消散痈肿。药症相符，是故十年沉疴，愈之于一月之内。余体会，大凡此类皮疾，内外并治，可使病邪从内外分消而去，愈后不易复发，比单纯内治或外治疗效好。

65. 清热解毒、凉血活血、祛风止痒法治疗自身敏感性皮炎

患者女性，33岁，已婚，工人，住东莞市虎门镇，江西省于都县人。2008年5月1日初诊：

【主诉】 全身泛生红色丘疹4个月。

【现病史】 患者于今年1月无明显诱因下周身出现米粒至黄豆大小不等的红色丘疹，分布稀疏，遍及头、面、颈项、躯干、四肢，丘疹周围有明显平行排列的抓痕，胸背部有散在小片玫瑰糠样红斑，经多家医院中西医治疗，症状无改善，夜卧不宁，饮食、二便正常。

【既往史】 素体健康。月经如期。因工作压力等原因心情偏抑郁，有易激动倾向。

【体格检查】 舌体淡红，舌尖红，舌苔薄白，脉弦缓。

【诊断】 中医诊断：痒风（风毒血热）。西医诊断：自身敏感性皮炎。

【治疗】 清热解毒，凉血活血，祛风止痒。中药内服、外洗并进，内服方：金银花15g，马齿苋15g，地肤子10g，生地黄15g，牡丹皮15g，泽泻

10g，白芷 10g，土茯苓 15g，刺蒺藜 10g，蛇床子 10g，赤芍 15g，煅瓦楞子 15g，玄参 20g，甘草 6g。3 剂，每日 1 剂，水煎取液 100ml，温服，日煎服 3 次。

外洗方：土茯苓 100g，重楼 50g，刺蒺藜 50g，蛇床子 50g，牡丹皮 50g，玄参 100g，马齿苋 100g，白鲜皮 30g，地肤子 50g，生地黄 100g，白头翁 50g，甘草 70g。3 剂，每日 1 剂。用法：加水一大锅，大火煮沸后续煮 15 分钟过滤，以大盆盛之，浸泡全身半小时以上，每日 1～2 次。

另口服桂利嗪片 50mg、西咪替丁片 0.2g，均 1 日 3 次。嘱患者饮食清淡，忌辛辣刺激物。

2008 年 5 月 1 日二诊：

患者用药后丘疹萎缩，色变淡红，瘙痒显著减轻，舌质淡红，舌苔薄白，脉缓。治疗停用桂利嗪、西咪替丁，继续中药内服、外洗，上方不变。患者续用 7 剂，丘疹消，瘙痒止。

【按】

自身敏感性皮炎是患者对自体某种物质过敏而产生的皮肤炎性反应，通常发病前皮肤某处有湿疹样皮损，即所谓"自身湿疹化"。本病的病因不甚清楚。有人认为与皮肤炎症的组织分解产物过敏有关；也有认为是患病后皮肤上寄生的非致病性微生物如葡萄球菌、链球菌、白色念珠菌数量增加，毒性增大，与渗出液结合后引起过敏反应；另有认为是长期生物、化学刺激，激发皮肤非特异性高刺激反应所引起；还有认为是一种自身免疫性疾病，与 T 淋巴细胞、单核细胞对自身上皮细胞的反应异常活跃有关。[1-2]目前，西医尚无特异性较强的治疗药物。

中医无自身敏感性皮炎之对应病名，余根据其证候特征，认为可归属于"痒风"范畴。病因病机乃风热毒邪侵袭肤表，蕴积肌腠，内窜血中，化热化燥。治疗宜选用具有清热解毒、凉血活血、祛风止痒作用的药物内外同治，使病邪从表里分消而去。方中金银花、玄参、重楼、白头翁、土茯苓、马齿苋、泽泻清热，解毒，除湿，对在表在里之湿热毒邪皆有较好的作用；其中，玄参、重楼散结消肿，白头翁、土茯苓、马齿苋解毒凉血，合用可促使丘疹、抓痕消散吸收。白芷、刺蒺藜、白鲜皮、地肤子、蛇床子、煅瓦楞子清热解毒，祛风燥湿，杀虫止痒；其中，煅瓦楞子消痰化瘀，软坚散结，功类西药抗组织胺之 H_2 受体阻滞剂，可抑制过敏反应，防止丘疹新发。生地黄、赤芍、牡丹皮清热凉血。玄参、生地黄还能养阴润燥。甘草清热解毒，调和诸药。以上内服、外洗方药不唯对本病有效，余以之随症加减治疗各种皮肤病，只要症以瘙痒为主、且属风热血燥者，亦皆有效验。

【参考文献】

[1] 王光超. 皮肤性病学 [M]. 北京：人民卫生出版社，1993：62～63.

[2] Gonzalez-Amaro R, Baranda L, Abud -Mendoza C, et al. Autoeczematization is associated with abnormal immune recognition of autologous skin antigens [J]. J Am AcadDermatol 1993；28（1）：56～60.

66. 清热解毒、凉血活血、祛风止痒法治疗银屑病

患者男性，23 岁，未婚，会计，住深圳市宝安区松岗街道，广东省兴宁县人。2007 年 9 月 28 日初诊：

【主诉】 遍身生红色丘疹伴银屑 7 年多。

【现病史】 患者自 2000 年 7 月开始全身泛生丘疹，先自双下肢开始，渐向上肢及全身蔓延，遍及全身已逾 7 年，丘疹刚出现时色鲜红，随后干燥脱屑如鳞片状，瘙痒难眠，常外涂"恩肤霜"等药，痒、疹不愈，饮食正常，二便通畅。

【既往史】 平素易感冒，有慢性鼻窦炎史（未根治）。

【体格检查】 皮肤潮红，面部尤甚，面部、四肢、躯干部可见绿豆至黄豆大小红色丘疹，疏密不匀，丘疹顶部覆盖银白色鳞屑，状若云母，鳞屑剥落后基底呈浸润样渗液。舌质暗红，舌苔薄白，脉弦。

【诊断】 中医诊断：白疕（风热外袭，毒热内蕴）。西医诊断：银屑病。

【治疗】 宜内服外洗，内服予清热解毒，凉血活血，祛风止痒。处方：土茯苓 30g，苦参 12g，地肤子 10g，赤芍 20g，蛇床子 10g，桑叶 10g，皂角刺 10g，刺蒺藜 10g，山楂 20g，浮萍 30g，生地黄 10g，熟地黄 10g，牡丹皮 10g，黄芪 30g，防风 10g。5 剂，每日 1 剂，水煎取液 100ml，温服，日煎服 3 次。

外洗予清热解毒，凉血止痒。处方：土茯苓 100g，生大黄 50g，蒲公英 50g，黄连 50g，地肤子 50g，赤芍 100g，白鲜皮 50g。5 剂，每日 1 剂，煎

水一大盆，浸洗全身，每次持续浸洗 30 分钟～1 小时。嘱患者清淡饮食，忌辛热刺激性食物。

2007 年 10 月 5 日二诊：

患者内外用药 5 天，全身丘疹变红色，鳞屑全消，下肢胸腹部丘疹大部分消除，唯上肢丘疹较重而稍多，舌脉同上。

治疗内服方去桑叶，加泽泻 10g，以清热利湿；玄参 20g，以增强清热解毒；苍术 10g，走表除风湿，与黄芪、防风合成玉屏风散，以提高免疫力而抗经常感冒。7 剂，煎服法同上。

外洗方去黄连，加枯矾 50g，生大黄加至 100g，白头翁 100g 土茯苓 200g。7 剂，用法同上。

2007 年 10 月 19 日三诊：

其姐（某院护士）代其电话联系，询问患者病情，诉外洗以来丘疹缩小，洗后甚痒，仍脱屑，夜卧不宁，饮食如常，舌苔白厚。

前内服方去山楂，加龙骨、牡蛎各 60g，以重镇安神，息风止痒。

外洗方仍宜清热解毒凉血止痒，处方：土茯苓 100g，鲜马齿苋 500g，鲜生地 300g，白鲜皮 50g。患者回兴宁家乡按方内服外洗 1 个月，全身疹屑消失。

【按】

银屑病是一种反复发作的慢性炎症性皮肤病，好发于四肢伸侧、头部，严重时可泛发全身，以皮肤生红色斑片、丘疹、斑块，上覆多层白色鳞屑，搔去皮屑，基底见点状渗血为特征。病因不明，有明显季节性，一般冬重夏轻。中医称为"白疕"，如清·《外科大成·卷四》谓："白疕，肤如疹疥，色白而痒，搔起白屑，俗呼蛇虱。"清·《外科证治全书》又谓："白疕，皮肤燥痒，起如疹疥而色白，搔之屑起。"关于本病的病因，多认为是七情蕴生郁火，或饮食失节，蕴生湿热毒邪，复被风热或风寒湿邪所侵，内外合邪而发病。《医宗金鉴·外科心法要诀》认为"固由风邪客皮肤，亦由血燥难荣外"引起。该患者病变过程及脉症显示，其病机主要是风热外袭，毒热内蕴。故治以清热解毒，凉血活血，祛风止痒。土茯苓、玄参、桑叶、生大黄、蒲公英、黄连、浮萍、泽泻，乃清热祛湿解毒之品，赤芍、牡丹皮、生地黄、熟地黄、山楂，凉血活血，兼养血熄风。苦参、地肤子、白鲜皮、蛇床子、皂角刺、刺蒺藜、黄芪、防风、苍术等，和表益卫，祛风止痒。内服外洗者，以症在肤表，病在血中，缠䌫日久，使外来者外去，内生者内消也。

67. 补气益肾、养血活血、清热泄浊法治疗黄褐斑

患者女性，31岁，已婚，工人，住深圳市宝安区龙华街道，四川省广源市人。2006年10月12日初诊：

【主诉】 两颧生黄褐斑10年。

【现病史】 患者1997年从四川广源市来深圳工作，1个月后体重增加15公斤，两颧渐生黄褐斑，对称分布于两侧颧弓，遇经期斑色加深，眠安，饮食、二便正常，经调。

【体格检查】 两侧颧颊若地图状分布深褐色斑片，面色少华，舌质淡红，舌苔薄白而润，脉缓。

【诊断】 中医诊断：黧黑斑（气虚血滞）。西医诊断：黄褐斑。

【治疗】 补气益肾，养血活血，清热泄浊。处方：浮萍30g，马齿苋30g，黄芪30g，党参30g，桑椹子15g，枸杞子15g，川芎10g，白芍15g，当归10g，红花10g，桂枝6g，甘草10g。每日1剂，水煎3次，前2次煎液温服，第3次煎液用于浸渍面部，持续30分钟~1小时，药液凉后再加热，以利药物渗入皮肤发挥治疗作用。同时查性激素6项。

2006年10月19日二诊：

患者服药后斑色明显淡化。又补述平时汗出过多。舌脉同上。

性激素6项回报（月经后第12天采血，均为化学发光法）：促黄体生成素7.98mIU/ml，促卵泡激素5.32IU/L，孕酮9.61ng/ml。

治疗上方加浮小麦30g，5剂。

2006年10月31日三诊：

患者诉服药后自汗止，斑色亦进一步淡化。上方加桑叶10g，甘草加至15g，持续服用至11月底，患者斑色基本淡化。

【按】

黄褐斑致病原因十分复杂，就西医学而论，涉及的可能病因有20余种。

中医方面，余曾从胞宫失常、冲妊损伤、肝气郁结、精血不足、肾阳亏虚、脾胃不调、浊热内盛、感受外邪8个方面详细论述了黄褐斑的病因与发病机制。[1]该患者之病因病机也不越上述范围。其旅深1个月后体重大增，并渐生黄褐斑，一方面表明脾胃受纳太旺，易聚湿蕴浊；另一方面与滨海新城紫外线太强有关。日久斑色深褐，遇经期斑色加深，面色少华，是气虚血滞之征。故治以补气益肾，养血活血，清热泄浊。方中黄芪、党参补五脏之气，以助生血、行血、化浊，减缓皮肤色素沉着；桑椹子、枸杞子滋养肝肾，可缓解日光毒对皮肤的损害；川芎、白芍、当归、红花、桂枝养血活血，有抑制酪氨酸酶活性的作用；[2]浮萍、马齿苋、甘草清热泄浊解毒；其中，浮萍、马齿苋可显著抑制酪氨酸酶的活性；[3]油溶性甘草提取物中含有黄酮类化合物，可离解黑素分子的吡喃环，抑制酪氨酸酶的活性、抑制多巴色素互变酶（TRP-2）的活性、抑制过氧化脂质和黑素的转运功能，且有抗菌作用，安全有效，副作用小。[4]余常以上方加减治疗各型黄褐斑，多有效验。

【参考文献】

[1] 叶世龙．中西医结合诊疗黄褐斑［M］．北京：人民军医出版社，2008：1～7.

[2] 刘之力，李雅莉，郑义宏，等．四种中药复方乙醇提取物对酪氨酸酶抑制作用的研究［J］．中国中西医结合皮肤性病学杂志，2005，4（1）：27～28.

[3] 李燕丽，苗靖，薛春兰．马齿苋治疗黄褐斑药学机理的探讨［J］．天津药学，1996，8（3）：7～10.

[4] 王明利，李春明，董萍，等．甘草黄酮治疗黄褐斑临床疗效观察［J］．辽宁药物与临床，2003，6（3）：128～129.

68. 运脾疏肝安神法治疗肝气郁结之黄褐斑、失眠

患者女性，36岁，家庭主妇，住深圳市宝安区西乡街道，广东省汕头市人。2007年10月16日初诊：

【主诉】 失眠3年，面生黄褐斑2个月。

【现病史】 患者近3年来，夜卧难眠，烦躁，经治不愈，失眠严重时头痛，饮食正常，二便调。近2月来前额、两颊、鼻准及唇周生淡褐色斑片，以两颊、鼻唇周围色稍深，斑形不规则，如地图状，面垢。

月经延期约 10 天，经量多，色暗红，夹瘀血块，一般持续 10 天左右，现值经期。

【体格检查】 舌质暗淡，舌苔薄白，寸关脉弦，两尺脉弱。

【诊断】 中医诊断：1. 不寐（肝气郁结），2. 黧黑斑（肝气郁结，脾浊上泛）。西医诊断：1. 失眠 2. 黄褐斑。

【治疗】 疏肝理气，运脾化浊，镇心安神。处方：珍珠母 40g，酸枣仁 20g，夜交藤 15g，磁石 30g（先煎），麦冬 10g，柴胡 12g，山茱萸 20g，山药 30g，龙骨 20g，牡蛎 20g，柏子仁 20g，合欢皮 10g，远志 12g，白芍 10g，香附 10g。5 剂，每日 1 剂，水煎取液 100ml，温服，日煎服 3 次。查性激素 6 项。

2007 年 10 月 22 日二诊：

患者服药后睡眠明显改善，10 月 20 日性激素 6 项检查（月经干净后第 3 天采血）：均在正常范围内。舌脉同上。考虑患者睡眠已有改善，治疗应转向黄褐斑，以健脾化浊，养血活血为主，佐以养心安神。处方：紫背浮萍 30g，马齿苋 30g，黄芪 30g，党参 30g，白芍 10g，川芎 10g，当归 10g，枸杞子 10g，麦冬 10g，龙齿 20g，酸枣仁 20g，泽泻 10g，甘草 10g。5 剂，煎服法同上。

患者按上方就近药店取药，持续服用 1 个月，面部斑色基本淡化。

【按】

患者脉症显示，失眠与黧黑斑均系肝气郁结使然。前者理清义明，不多赘言，唯是后者，需稍加理论。肝体阴用阳，主疏泄、藏血，性喜条达，其气易郁。人体气的运动、情志活动、津血输布代谢、脾胃运化，以及男子排精、女子排卵和月经来潮等，都需肝的疏泄功能调节。肝气疏泄正常，则气血流畅，脏腑安和。藏血充足，则既可养肝体，制肝阳，维护其冲和条达之性；又能有效调节全身各部血量，尤其面部的血液循环，以维护面色白嫩荣润。而肝气疏泄太过，易致气逆血菀，上扰神明，久之损伤面部血络，出现烦躁、难眠、面红目赤、头目胀痛及黧黑斑等病理变化。肝气疏泄不及，易引起肝气郁结，血行瘀滞；久郁化热化火，灼伤阴血；或木郁侮土，致脾胃运化失健，津液输布代谢障碍，化生痰浊，阻滞脉络，导致面部气血失和，痰瘀浊气停留，颜面肌肤失养而出现黧黑斑，并见抑郁、胸胁、两乳或少腹胀痛不适，月经不调等。患者乃家庭主妇，以其女性特质，所处环境，在现今社会生活中尤易忧思气结，而出现上述病变。

　　肝郁日久，致木郁乘土，土自板结，木土失和，脾胃运化失健。脾胃脏腑相关，经脉表里络属。人体经脉之阳者皆行于颜面，而唯足阳明胃脉络属最广。其起鼻交頞中，入上齿中，挟口环唇，循颊车，上耳前，过客主人，王肯堂谓"人之面部，阳明之所属也。"[1] 又足厥阴肝经连目系，出于额，……其分支从目系下颊里，环唇内。肝气郁结，困乏脾胃，致健运无权，痰浊蕴生，循经上泛颜面，发为黧黑斑。且肝色青，脾色黄，肝郁脾困，本色外现，青黄杂合，上出颜面，即如黧黑。

　　失眠乃肝郁之果，而长久失眠又是致黧黑斑之因。故治疗宜先疏肝理气，运脾化浊，镇心安神，使睡眠复常，如此，则既去一病，又除一因，而后专治黧黑斑。二者皆为常见难治病证，而能相继速愈者，非详悉病证，细察病变，原通病机者，不能获此效验。余如此言之，决非自炫，实为临证戒勉。至于所用方药，前方即余自制之镇脑养心舒肝汤，其作用机制已在"镇脑养心舒肝汤治疗失眠的临床观察"中详细阐述。[2] 后方总属补气健脾，清化痰浊，养血活血之品，便不一一列述。

【参考文献】

[1] 明·王肯堂. 证治准绳（上）·七窍门下 [M]. 北京：人民卫生出版社，1991：330.

[2] 叶世龙. 镇脑养心舒肝汤治疗失眠的临床观察 [J]. 中西医结合心脑血管病杂志，2008，8（7）：784～785.

69. 益气滋阴、养血活血、清热泄浊法治疗面部散在黑斑

　　患者女性，44 岁，已婚，个体业主，住深圳市宝安区福永街道，广东省河源市人。2007 年 12 月 27 日初诊：

　　【主诉】　面部散生黑斑 8 年。

　　【现病史】　患者自 1999 年 12 月怀第二胎开始面部散生黑斑，左目外眦最大，如 1 元硬币大小，饮食、二便正常，月经量多，夹瘀块。

　　【体格检查】　面色萎黄，满面稀疏分布黑斑，小者如绿豆大，大者若 1 元硬币大小，不凸出皮表面，边缘清楚，舌质淡红，舌苔薄白，脉缓。

【诊断】　中医诊断：黑斑（气阴不足，痰瘀阻络）。西医诊断：色素痣（斑痣）？

【治疗】　益气滋阴，养血活血，清热泄浊。处方：马齿苋 45g，浮萍 30g，黄芪 30g，党参 30g，桑椹 20g，枸杞子 10g，麦冬 10g，白芍 20g，生地黄 20g，当归 10g，川芎 6g，茵陈 30g，白芷 12g，甘草 9g。5 剂，每日 1 剂，水煎取液 100ml，温服，日煎服 3 次。

2008 年 2 月 14 日患者因感冒来本科就诊，特告以路远春节临近，不便复诊，自按上方取药服用 1 月，现斑色明显淡化。嘱患者可续上方调服。

【按】

这是一例中药治疗有效，而令余不能确诊的案例，余曾逐一与瑞尔氏黑变病、爆炸粉粒沉着症、对称性肢端色素沉着症、太田痣、蓝痣、单纯性雀斑样痣、色素痣之证候特征进行对比，其黑斑形态皆不在其列。倒是有似色素痣中的斑痣，然余既往临床并无是病之诊治经验，求证于皮肤病专科医师亦不能肯定，姑且以是病存疑名之。

以我国人口民族之众，山川地域之广，环境气候之影响，物理化学之损害，出现新发疾病并不奇怪，余既往临床中亦偶遇一时不能确诊之病例，则概不羁于诊断，本着有是症用是方的原则先予辨证治疗，也有愈病者。这种境况证之西医同仁皆有感同。余观其面色萎黄，思其罹病 8 年之久，又年逾六七，三阳脉已衰于颜面（手足太阳、阳明、少阳皆循行其处），气阴精血不足已在日渐之中。西医认为，黑斑或痣非病毒感染即基因异变者多，于中医而言多属痰毒，且怪病、久病多痰。因此，予益气滋阴、养血活血、清热泄浊之法，取黄芪、党参补气，桑椹、麦冬养阴，枸杞子、白芍、生地黄、当归、川芎养血活血，马齿苋、浮萍、茵陈、白芷、甘草清热解毒、化痰泄浊。考诸美容古方，则本方之每味药物都有褪黑增白的功效，此或许就是色斑淡化之所在。

把一则诊断不明的病案记述于此，是冀同道中有不耻余之浅陋、不吝己之俊达者厘正也。

70. 根据不同时期的病机变化采用不同方药治疗黄褐斑

患者女性，34 岁，已婚，工人，住深圳市宝安区沙井街道，广西壮族自治区梧州市人。2008 年 3 月 20 日初诊：

【主诉】 面生黄褐斑 4 年多。

【现病史】 患者近 4 年多来满面泛生黄褐斑，以两颧颊、鼻部色深，饮食、二便正常，眠安。月经如期，量少色淡。

【体格检查】 面部黄褐色斑片若地图状，面色无华，舌质淡红，舌苔薄白，脉缓。

【诊断】 中医诊断：黧黑斑（气血不荣）。西医诊断：黄褐斑。

【治疗】 益气养血，活血祛斑。处方：浮萍 30g，马齿苋 30g，黄芪 30g，桑椹 20g，枸杞子 15g，麦冬 10g，熟地黄 15g，川芎 15g，白芍 15g，当归 10g，红花 10g，甘草 10g。5 剂，每日 1 剂，水煎取液 100ml，温服，日煎服 3 次。

2008 年 12 月 24 日二诊：

患者因生意忙未能连续复诊取药，3 月～6 月间按上方断续就近取药共服 30 剂，其间偶尔加服维生素 C 0.2g，1 日 3 次，斑色明显淡化。近来面斑再度加深，范围扩大，且泛生红色丘疹，口干，心烦，夜卧不宁，舌质淡红，舌苔薄白，脉弦。

患者目前脉症显示，病变属肝气郁结，与先前病机截然不同，刻下当宗柴胡四物汤化裁，疏肝解郁宁神，凉血活血祛瘀。处方：柴胡 15g，郁金 10g，炒酸枣仁 30g，党参 15g，川芎 15g，生地黄 15g，当归 15g，赤芍 15g，黄芩 10g，栀子 10g，大枣 5g，甘草 6g。5 剂，每日 1 剂，水煎取液 100ml，温服，日煎服 3 次。

2009 年 1 月 8 日三诊：

服药 5 剂斑色淡化，仅两颧弓处残留少许浅黄色斑片，丘疹大部分消失。舌脉同前。

上方加桃仁、红花各 10 克。5 剂，煎服法同前。春节前患者来告，药尽斑疹消失。

【按】

这是同一患者同一疾病在不同时期的病机不同而治疗不一样的案例。该患者发病时的斑色、形态前后无差异，若据此辨证则很难分辨病因病机与证型。然患者初诊时诉月经量少色淡，面色无华，脉缓，表明病变系气血不荣使然。余体会，由于黧黑斑患者绝大多数有征无症，故辨证必须注意审苗窍，察征兆。面色无华与黧黑斑并见即是气血不荣征，加上经少色淡，气血之虚显矣。故投以益气养血、活血祛斑之剂，黄芪、桑椹、枸杞子、麦冬、熟地黄益气养血滋阴，以治其本虚；川芎、白芍、当归、红花活血祛瘀通络，以促其斑去；浮萍、马齿苋频见于古医籍黧黑斑、雀斑证下，古人认为其有较好的褪黑消斑作用；甘草特别是油提取物被发现有较好的祛斑作用。全方药症相对，故虽间断服之，其病亦愈。而再发时斑色虽同，但伴见红色丘疹、口干、心烦、夜卧不宁、脉弦等症，则与初诊之伴随症状迥然有别，提示此时之病机在于肝气郁结。故以小柴胡汤随症加减，疏肝解郁，清肝宁神；凉血四物汤凉血活血，祛瘀消斑。治之病愈者，表明辨证未偏。可见，温病学家创立的审苗窍、察征兆辨证方法对临床各种疑难病证的辨证都有指导意义，医者应当融会贯通。

第十章 营养与新陈代谢系统疾病

71. 补气活血泄浊、甘寒滞胃节食法治疗肥胖症

患者女性，31岁，已婚，工商业者，住深圳市宝安区西乡街道，广东省梅州市人。2007年11月7日初诊：

【主诉】 体重进行性增加5年。

【现病史】 患者自2002年5月生孩以来，身体逐渐肥胖，体重由当时的54kg逐年增加至现在的69kg，食欲甚旺，每餐进食至少半斤以上，口不渴，二便调，眠安。

【既往史】 素体健康。

【体格检查】 身高154cm，体重69kg，腹部隆起，腹围109cm，舌质淡红，舌苔薄白，脉弦缓。

【诊断】 中医诊断：肥胖（脾胃纳运太过）。西医诊断：肥胖症。

【治疗】 补气活血泄浊，甘寒滞胃节食。处方：黄芪60g，党参30g，炒白术10g，泽泻10g，瓜蒌皮10g，知母20g，生地黄20g，丹参30g，赤芍20g，姜黄12g。5剂，每日1剂，水煎取液100ml，温服，日煎服3次。嘱其清淡饮食，多食蔬菜，适量米面，低糖低脂，多饮绿茶。

2007年12月27日二诊：

患者因离医院较远，持方就近取药，连续服用50剂，并遵医嘱饮食，

腹围缩小至 97cm，体重减至 61kg，纳食已较服药前减少，舌质淡红，舌苔薄白，脉缓。治疗既已获效，仍守上方加重健脾与甘寒滞胃药物比重。调方如下：

黄芪 60g，党参 60g，炒白术 10，生地黄 20g，赤芍 20g，丹参 30g，玄参 30g，知母 20g，瓜蒌仁 10g，泽泻 10g。5 剂，煎服法及饮食宜忌同上。

患者按上方继服 2 个月，体重降至 56kg，腹围减至 90cm，嘱患者可以停药，继续注意调控饮食。

【按】

肥胖症，是指体内脂肪尤其甘油三酯贮积过多，导致体重超过正常体质指数（BMI）上限一定值者。BMI 计算公式＝体重(kg)/(身高)^2(m^2)。国外诊断标准：25 为正常上限，25～30 为过重，≥30 为肥胖；国内诊断标准：24 为正常上限，24～27 为过重，≥27 为肥胖。肥胖有单纯性肥胖和继发性肥胖之分。前者无病因可找，可能与遗传因素、神经因素、瘦素缺乏、饮食过多和运动过少等有关；后者有因可查，多系下丘脑、垂体、甲状腺、肾上腺、性腺和病毒感染等因素引起。临床以单纯性肥胖多见。

中医学一般认为是饮食不节，损伤脾胃，或脾肺气虚，或脾肾阳虚，致水湿运化失调，聚湿生痰，发为肥胖。就临床实际而言，饮食不节，摄纳过多实为肥胖之重要病因。该患者的脉症表明，其病即受纳太过，脾胃运化不及，致过多水谷精微不归正化，变生痰浊，储积体内，发为肥胖。痰浊壅遏血脉，又可致气血津液运行滞缓而使体态臃肿，行动笨重。故治以补气活血泄浊、甘寒滞胃节食之法，方中黄芪、党参、炒白术皆为甘温之品，益气健脾，以增强脾胃运化水湿痰浊之力。泽泻、瓜蒌皮、瓜蒌仁，清利痰湿，滑肠通便，使水湿痰浊从前后二阴分流而去。知母、玄参、生地黄俱为甘、苦、性寒、滋腻之物，专以滞胃抑食，阻抑摄食太过。丹参、赤芍、姜黄并生地黄，活血通脉，兼以苦寒碍胃。其法固殊异，而药则平常，唯方正克证，故效竟卓然。

72. 健脾化浊、苦寒滞胃法抑制脾胃纳运太过之肥胖症

患者女性，36 岁，已婚，商人，住深圳市宝安区新安街道，广东省汕尾市人。2007 年 11 月 12 日初诊：

【主诉】 身体渐渐肥胖 8 年。

【现病史】 患者于 2000 年 1 月生小孩后身体逐渐肥胖，继生二胎、三胎后体重进一步增加，纳食过旺，餐逾半斤，二便通畅，眠安，月经正常。

【体格检查】 体重 78kg，身高 153.5cm。舌质淡红，舌苔薄白，脉沉细。

【诊断】 中医诊断：肥胖（脾胃纳运太过）。西医诊断：肥胖症。

【治疗】 健脾化浊，苦寒滞胃。党参 30g，黄芪 30g，山药 30g，白术 10g，茯苓 10g，厚朴 12g，莱菔子 10g，法半夏 10g，瓜蒌皮 10g，黄连 9g，知母 30g，生地黄 20g，枳实 12g。5 剂，每日 1 剂，水煎取液 100ml，温服，日煎服 3 次。嘱患者服药后若无不适可就近取药续服 1 月，同时，调整饮食结构，以大量低糖蔬菜水果裹腹，少量米面充饥，绝少高脂高蛋白饮食。

2007 年 12 月 17 日二诊：

患者遵嘱服用 1 月，食量减少约三分之一，体重减为 64kg，舌脉同上。上方去山药，减知母为 20g，续服 1 月。

【按】

肥胖的病因比较复杂，该患者的病史提示，其病既与饮食不节，摄纳过多有关，也可能与多次孕育，雌激素分泌紊乱有关。其病因病机则如前之案例所述，属脾胃受纳太过，运化不及，致水谷精微不归正化，演为痰浊，储积体内，发为肥癃。治疗针对病机，予健脾化浊，苦寒滞胃。方中党参、黄芪、山药、白术、茯苓、枳实、厚朴、莱菔子、法半夏、瓜蒌皮皆益气健脾，行痰化浊之品；黄连、知母、生地黄则为苦寒滋腻碍胃之物，本系药物副作用，久用对人体有害，今化害为用，是据病权变，取其副作用，以制胃纳过旺，此为常法不济时所权宜之变法也。余早年用此法治疗肥胖症曾获

效验。由此看来，所谓药物的正、反作用，也是相对而言，当其病正需药之副作用来对抗时，又何尝不是通谓之正效用？

73. 健脾活血、疏利肝胆法治疗高脂血症、混合型黄瘤

患者男性，37岁，已婚，商人，住深圳市宝安区西乡街道，湖南省岳阳市人。2007年12月14日初诊：

【主诉】 全身泛生黄色丘疹半年多。

【现病史】 患者半年多来无明显诱因下全身皮肤散生黄色丘疹，不断增多，以肢体活动部位密集，饮食健旺，二便通畅，眠安。

【体格检查】 体态壮硕肥壅，全身皮肤散生黄色柔软丘疹，米粒到黄豆大小不等，以双侧肘、膝、髋关节伸侧及臀部、躯干上部、手掌心密集，部分成堆而不融合，臀部、躯干上部有的融合成小片，舌质淡红，舌苔白稍厚。

【实验室检查】 血脂、肝功能：总胆固醇（酶法）：13.41mmol/L，甘油三酯（酶法）：5.42mmol/L，丙氨酸氨基转移酶（速率法）：244U/L，γ-谷氨酰转肽酶（化学法）：98U/L，余项正常。

【诊断】 中医诊断：1. 血浊（痰瘀阻络）；2. 脂黄瘤（痰瘀阻络）。西医诊断：1. 高脂血症；2. 混合型黄瘤。

【治疗】 健脾活血，疏利肝胆。予自拟健脾活血降脂方，处方：黄芪30g，白术15g，红花10g，三七10g，山楂15g，何首乌15g，茵陈15g，绞股蓝15g，泽泻10g。每日1剂，水煎3次，温服。另予麝香保心丸2丸，1日3次，口服。

2008年4月19日二诊：

患者因商务太忙未能按时复诊，除春节停药半月外，一直按上方在附近药店购服，服药期间无任何不适，全身皮肤丘疹明显萎缩，疹色变淡黄，舌质淡红，舌苔薄白。

复查血脂、肝功能：总胆固醇（酶法）：8.10mmol/L，甘油三酯（酶法）：2.97mmol/L，丙氨酸氨基转移酶（速率法）：87U/L，γ-谷氨酰转肽酶（化学法）：35U/L，均较首次检测值显著下降。

药既获效，守方续服，麝香保心丸用法用量同前。

2008 年 6 月 4 日三诊：

臀部、躯干上部黄疹基本消失，手掌心仅存淡黄色瘢痕，双肘关节伸侧簇集成片的丘疹已大部分萎缩，舌质淡红，舌苔薄白。治疗同上。

【按】

关于高脂血症的病因病机及中药治疗，余已有专题研究，[1]不再赘述，此处仅就黄瘤作一简要探讨。黄瘤（xanthoma）是吞噬脂质的泡沫细胞（又称黄瘤细胞）聚集于真皮和肌腱内，引起脂质局限性沉积，使相应部位皮肤出现黄色、橘黄色或棕红色丘疹、结节或斑块的疾病。常伴有胆固醇、甘油三酯和磷脂等脂质代谢紊乱和心血管等系统损害，高脂蛋白血症是黄瘤生成的主要原因。部分血脂正常者也有出现黄瘤，可能是血浆蛋白的异常病变或是组织细胞的异常增生所致。是什么原因令泡沫细胞选择性地聚集于真皮和肌腱内而不沉积于其他部位？目前尚且不知。根据黄瘤的形态和发生部位，临床一般分为扁平黄瘤（如睑黄瘤、掌纹黄瘤）、结节性黄瘤、发疹性黄瘤、播散性黄瘤四型。该患者同时具有结节性、发疹性、播散性之特征，故称为混合型黄瘤。

中医没有与黄瘤相对应的病名，余根据其临床表现结合脂质代谢紊乱之病因，姑且名之为"脂黄瘤"，妥否留待同仁厘正。脂黄瘤与余曾经论及的高脂血症病因病机基本类同，[1]在于饮食不节，嗜啖肥甘，尤其是固醇类膏脂食物壅沃胃肠，致脾胃运化不及，肝胆疏泄不净，过多的固醇膏脂贮积体内，化为脂浊浸渍全身，外渗肤腠，发为脂黄瘤。至于平素饮食清淡均衡，血脂不高而亦生脂黄瘤者，乃脾肾气虚也。脾主运化水谷精微和水液，肾主藏精而司蒸腾气化，脾虚运化失健，肾虚温煦不力，脾肾俱虚，则肝阴失濡，肝阳不展，乃至肝胆疏泄不利，水谷精微不归正化，固醇膏脂演为痰浊，渗入肤腠，化生脂黄瘤。其所以沉积于真皮和肌腱内者，盖以脾主运化、升清，主肌肉（皮肤）、四肢；脾气健运，可将饮食水谷精微上输于肺，布达全身包括四肢肌肉组织，使其荣润丰满健美。肺主宣发，外合皮毛，主肃降，通调水道；肺气宣肃功能正常，则可宣发卫气、津精，以温养肤腠肌肉，固卫体表，将无用的水液糟粕包括脂浊降泄到肠与膀胱，排出体外。"肝主身之筋膜"，[2]赖疏泄与藏血功能正常以自养。今脾失健运，肺失宣肃，肝失疏泄，致膏脂不归正化，循脏腑所系之经络泛溢皮肤、肌腱，故病作矣。

至于所用方药，乃余所制健脾通脉汤去川芎、丹参，加清泄脂浊湿热之泽泻而成。[1]方中黄芪、白术补气健脾，利水化浊。研究证实，黄芪多糖可降低血清总胆固醇、甘油三酯、丙二醛和内皮素的含量，升高超氧化物歧化酶、谷胱甘肽过氧化物酶和一氧化氮活力，从而产生调节血脂、抗动脉粥样硬化、提高耐缺氧能力、减少心肌耗氧量、扩张血管、改变血管通透性、防止内皮细胞凋亡、保护血管内皮细胞等作用。[3]白术多糖的免疫调节作用可以增强机体清除氧自由基和抗氧化损伤的能力。[4]红花、三七俱为活血祛瘀之品，均有不同程度的抗凝、促纤溶、调节血脂、抗氧化损伤、保护血管内皮功能及抗动脉粥样硬化的作用。[5]山楂、何首乌、绞股蓝、茵陈、泽泻分别有较好的降脂减肥、抗缺血缺氧、改善血黏度等作用。[6]山楂消食化积，尤善化肉脂之积，且能活血散瘀，张锡纯谓："若以甘药佐之，化瘀血而不伤新血，开郁气而不伤正气，[6]因而与黄芪等甘药合用，具备降脂、保护血管内皮功能的作用。何首乌补益精血，润肠通便，兼能解毒，用之可补肾气之虚；绞股蓝味苦、性寒，早期发现它有消炎解毒、止咳祛痰作用，晚近研究证实还有降血脂、保护肝细胞、抗心肌梗死及心肌缺血再灌注损伤等作用；茵陈气味辛香微苦，性微寒，采之春季，秉少阳生发之气，与少阳有同气相求之妙，其性似柴胡而力更柔和，既能清利肝胆湿热，又能疏泄肝胆之郁，唯其如此，故有调降血脂、消散黄瘤之效。

【参考文献】

[1] 叶世龙，刘爱芹 . 健脾通脉汤治疗高脂血症临床观察 [J] . 中华中医药杂志，2008，23（10）：916～918.

[2] 田代华整理 . 黄帝内经素问 [M] . 北京：人民卫生出版社，2005：87.

[3] 樊奥光，刘建仁，曾展鹏 . 治疗性血管生成的研究进展 [J] . 中国药物与临床，2003，3（3）：179～181.

[4] 吕圭源 . 白术抗衰老作用研究 [J] . 现代应用药学，1996，13（5）：266.

[5] 叶世龙 . 中药治疗高脂血症探讨 [J] . 中西医结合心脑血管病杂志，2004，2（12）：727～729.

[6] 张锡纯 . 医学衷中参西录 [M] . 石家庄：河北科学技术出版社，2006：314.

第十一章　内分泌系统疾病

74. 温补脾肾、养心安神法治疗甲状腺功能减退症

患者女性，36 岁，已婚，干部，住深圳市南山区南头街道，湖北省洪湖市人。2006 年 9 月 11 日初诊。

【主诉】　畏寒、易疲劳持续 8 年。

【现病史】　患者于 1996 年秋患甲状腺功能减退症，服"甲状腺素片" 2 年，甲功恢复正常。尔后，畏寒，疲劳乏力历 8 年，经多方治疗未缓解，夜卧不宁，时而头晕，纳谷不馨，大便干结，小便调。月经如期。

【体格检查】　面容困倦，面色苍白无华，双侧目眶黧黑，舌质淡红，舌苔薄白，脉缓弱。

【实验室检查】　甲功 3 项：T_3、T_4、TSH 均在正常值范围。

【诊断】　中医诊断：虚劳（脾肾气虚）。西医诊断：甲状腺功能减退症。

【治疗】　温补脾肾，养心安神。处方：党参 30g，黄芪 30g，炒白术 10g，巴戟天 10g，肉苁蓉 15g，淫羊藿 15g，鸡内金 10g，茯神 15g，酸枣仁 20g，柏子仁 20g，神曲 10g，阿胶 10g（烊化），炙甘草 7g。7 剂。每日 1 剂，水煎，由本院中药汤剂制剂室按标准机械煎煮，塑料软袋真空包装，每袋 150ml，每日 3 次，每次 1 袋，温服。

2006 年 9 月 19 日二诊：

患者服药 7 剂，畏寒、夜卧不宁、纳谷不馨、大便干结等症状改善不显著，舌脉同上。考究其故，一是沉疴难以速起，二是运化功能不健，复被方中燥药所苦。上方去炒白术、神曲、阿胶，加熟地黄 15g，珍珠母 20g，焦山楂 10g。7 剂，用法同上。

2006 年 9 月 27 日三诊：

近日睡眠明显改善，面现红润，目眶黧黑变浅，昨晚尤感肢体温热（值月经干净 2 天后），纳食转旺，大便通畅，舌质淡红，舌苔薄白，脉缓。畏寒缓解是天气干燥还是药效使然，有待临床继续观察。

守上方嘱患者持续服至 11 月 13 日，畏寒缓解，精神振作，睡眠安稳，饮食复常，余症尽失。

【按】

甲状腺功能减退症属疑难病，然所用方药皆随症酌选之平常物。方中党参、黄芪补气升阳，益卫固表。巴戟天、肉苁蓉、淫羊藿补肾壮阳，润肠通便。鸡内金、焦山楂运脾健胃消食。茯神、酸枣仁、柏子仁、珍珠母养心安神，兼以润肠通便。熟地黄养血滋阴，补精益髓。炙甘草补脾益气，兼缓和药性。

75. 清热解毒、凉血止血、宣肺止咳法治疗血汗症并上呼吸道感染

患者男性，18 岁，未婚，学生，住深圳市宝安区新安街道，深圳市人。2002 年 11 月 19 日初诊：

【主诉】 出浅红色汗 8 天，伴咳嗽。

【现病史】 患者近 8 天来每天出浅红色汗，衣服及手套被染红，伴咳嗽稀白痰，咽喉不痛，不发热，口渴，纳食如常，二便调，眠安。

【体格检查】 患者头颈胸背仍有浅红色汗出，内衣残留淡红色痕迹。咽喉不充血，双肺呼吸音清。舌尖红，舌苔薄白，脉弦。

【实验室检查】 血常规：白细胞 11.2×10^9/L，余项正常。凝血 4 项（PT、APTT、Fbg、TT）未见异常。

【诊断】 中医诊断：1. 血汗（风热损伤浮络）；2. 咳嗽（风热侵犯肺

系）。西医诊断：1. 血汗症；2. 上呼吸道感染。

【治疗】　清热解毒，凉血止血，佐以宣肺止咳。处方：玄参 20g，生地黄 20g，赤芍 15g，仙鹤草 15g，桔梗 15g，枇杷叶 15g，藕节 15g，血余炭 10g，侧柏叶 15g。3 剂，每日 1 剂，水煎取液 100ml，温服，日煎服 3 次。同时予头孢曲松钠 3.0g、生理盐水 100ml，静脉点滴，每日 1 次；丁氨卡那霉素 0.4g、5％葡萄糖氯化钠 250ml，静脉点滴，每日 1 次。

2002 年 11 月 22 日二诊：

患者用药第 2 日即咳止，口渴缓解，红汗减少，至第 3 日红汗止，诸症悉平。复查血常规：白细胞 7.6×10^9/L。续上方 3 剂以巩固疗效。

【按】

血汗症非常罕见，中、西医关于此病的文献报道均不多，全球有关血汗症的文献资料至今不足 100 例，我国临床报道约 10 例。西医对其病因和病理机制均不清楚，有的认为是血液或血液色素混在汗液内排出体表，常伴发于鼠疫、血友病、血小板减少性紫癜、败血症、再生障碍性贫血、月经异常等出血性疾病过程中。依此言之，则血汗仅为其他基础病的并发症而已，病因既明，见症便不足为奇。但引起临床关注的并非此类案例，而是一些如本案一样无出血性疾病的患者，是何原因导致其血汗出？有学者取患者皮肤进行病理及透射电镜检查，发现血汗症皮肤出血呈发作性，出血部位不固定，网状层部分毛细血管管腔闭塞，汗腺、毛囊和皮脂腺结构正常，皮肤表面溢出物所含成分与外周血一致，认为是一种罕见的皮肤出血性疾病，可能是一种特殊表现的血管炎，其形成与汗腺活动无关。[1]

中医对本病的认识亦在探索之中。就病名而言，血汗病名最早见于明·方贤《奇效良方·诸血门》中，云："神白散，治血汗，从肤腠出。"清·沈金鳌《杂病源流犀烛·诸汗源流》更形象地描述为："血汗者，汗出污衣，甚如苏木水渍染，即《内经》之血蔑证。"也有称为"汗血"者，如隋·巢元方《诸病源候论》中有"血证诸候·汗血候"病名，宋·陈无择《三因极一病证方论·汗血证治》谓："病者汗出正赤污衣，名曰汗血。"这些论述与现代医学的血汗症颇为类似。至于有认为血汗即"肌衄"者，余不太苟同，因为肌衄与血汗的症候特征终究有别。

余业医近 30 年，首次遇见此病。从发病过程来看，患者身出血汗，并见上呼吸道感染症状，白细胞升高，可能属细菌性炎症损害，使皮肤毛细血管脆性增加，血液渗出血管外，随汗液经汗管渗出体表。从中医学讲，当属风热外袭，营卫不和。营气和卫气均禀受于水谷精气，"营在脉中，卫在脉外，营周不休"。今营阴被扰而不内守，卫气先伤而不外卫，令肤表浮络壅遏失职，则血从玄腑外溢；内迫肺系，致肺卫失宣则咳嗽。病机关键在于风热伤络，肺卫失宣。

本病一般不危及生命。西医尚无特效治疗方法，中医辨证治疗多有效验。余予清热解毒，凉血止血，佐以宣肺止咳方治疗而获效者，盖以方中玄参清热解毒，生地黄、赤芍、侧柏叶、仙鹤草、藕节、血余炭清热凉血止血，桔梗、枇杷叶宣肺化痰止咳。方药正扣病因病机，故收效迅速。

【参考文献】

[1] 张凤奎，郑亚丽，刘津华，等. 血汗症的临床及实验室研究——一例报告及文献复习［J］. 中华血液学杂志，2004（3）：147～150.

76. 清热泄火、收敛止汗法治疗心肝火旺之手心自汗

患者男性，39 岁，已婚，公司主管，住深圳市宝安区新安街道，浙江省义乌市人。2006 年 9 月 20 日初诊：

【主诉】 双手心自汗 10 个月。

【现病史】 患者自去年 11 月无明显诱因下，双手心自汗，汗出黏手，身体其他部位无汗，经常失眠，失眠则汗出加重，偶尔头痛、头晕、心慌，易烦躁，饮食正常，口不渴，大便调，小便畅。

【体格检查】 双手心汗出涔涔，声音洪亮，心率 77 次/分，节律齐，舌质淡红，舌体适中，舌苔薄白，脉弦。

【实验室检查】 甲状腺激素 5 项检查：均在正常范围。

【其他检查】 心电图：正常心电图形。

【诊断】 中医诊断：手心自汗（木旺乘土）。西医诊断：多汗症。

【治疗】 疏肝运脾，收敛止汗。处方：柴胡 10g，栀子 10g，竹叶 10g，黄连 6g，黄芩 10g，豆豉 10g，芦根 15g，白术 10g，茯苓 20g，珍珠母 30g，酸枣仁 20g，柏子仁 20g，浮小麦 30g，糯稻根 30g，麻黄根 10g。5 剂，每日 1 剂，水煎取液 100ml，温服，日煎服 3 次。

2006年9月29日二诊：

本次服药后汗出无改善，舌质淡红，舌苔薄白，脉弦缓。揆度病因，当系患者心肝火旺。治以清热泄火，收敛止汗。处方：浮小麦30g，糯稻根30g，麻黄根10g，煅龙牡各30g，石膏30g，知母30g，黄连8g，栀子10g，仙鹤草15g，磁石30g，石斛15g，滑石30g。5剂，煎服法同上。患者服至2剂汗出减少，5剂尽汗出止。

【按】

一般认为，自汗多因虚而起，因于实热者较少。该患者汗出仅限于手心，余处无汗，其证当属手心自汗。初诊余着眼于患者经常失眠，失眠则汗出加重，易烦躁，认为是肝郁化火所致，肝火太旺，横逆乘脾，又虑四肢为脾所主，脾散津于四末，因予疏肝运脾、收敛止汗汤药治之，其所以不效者，乃病不在脾津外散四末，而在心肝火旺也。此余辨证不精，用药偏失也，虽未酿成大错，但每每思及，内心仍然愧疚有加。为医者无问病之轻重，皆不可不慎，亦不可不精！手厥阴心包经、手少阴心经皆循行于掌心，汗为心液，心主神明，过汗则损心阴、扰神明，故见心慌、头痛、头晕、失眠，其病本在心肝火旺，故径以清热泄火、收敛止汗之剂治之而遽效。

77. 补气养阴、固表敛汗法治疗手足心多汗症

患者女性，19岁，未婚，学生，住深圳市宝安区新安街道，深圳市人。2007年11月18日初诊：

【主诉】　手足心出汗8年多。

【现病史】　患者约11岁开始手足心出汗，严重时汗出如滴，可浸湿纸、物，余处无汗，饮食、二便正常，心胸平和，眠安。

【体格检查】　甲状腺不肿大，心率80次/分，心律齐，未闻及心脏杂音，双肺呼吸音清，舌质淡红，舌苔薄白，脉缓。

【诊断】　中医诊断：自汗（气阴两虚）。西医诊断：多汗症。

【治疗】　补气养阴，固表敛汗。玉屏风散、牡蛎散化裁，处方：黄芪30g，党参30g，北沙参30g，太子参30g，浮小麦45g，糯稻根45g，仙鹤

草 15g，煅龙骨 40g，煅牡蛎 40g，珍珠母 20g，地骨皮 10g，苍术 10g，防风 10g，荆芥 10g。5 剂，每日 1 剂，水煎取液 100ml，温服，日煎服 3 次。患者按此方持续服药 15 剂，手、足心汗收敛。

【按】

汗液是津液之部分，胃乃津液化生之源，脾为津液化生之主。脾主肌肉四肢，其气荣于手足，胃津不能直输四末，必假脾气而布散，故《素问·太阴阳明论》曰："四肢皆禀气于胃，而不得至经，必因于脾乃得禀也。"四末为阴阳交会之所，躯体远下之端，津液、精血经过，必赖脾气固摄方不流失。若气虚尤其脾气虚，致固摄不密，则宜发生自汗等津液丢失的病理变化。同时，气需依附津液而存在，津液丢失太多易伤气，导致气津俱损。故治疗既予偏重补气固表、止汗生津之黄芪、党参，复予偏于养阴生津之太子参、北沙参，使气阴俱充，四末固密，化源丰盛，汗泄自止。加浮小麦、糯稻根、仙鹤草、煅龙骨、煅牡蛎、珍珠母，是强化其收敛固涩之力。气虚易为风邪所中，除直伤头面外，也易循太阴、阳明经脉淫于四末，所谓："风淫末疾"是也，故与苍术、防风、荆芥，益气健脾，祛风散邪，固表止汗。方中苍术、防风与黄芪相伍具玉屏风散之功，煅牡蛎、黄芪、浮小麦同用又有牡蛎散之雏形。加地骨皮者，清泄阴分之热也。

该患者之汗出仅见于手足心，从西医学而言，可能是神经紧张、情绪激动等因素刺激大脑皮层运动前区所致。此在余之《益气滋阴固表敛汗方治疗自汗的临床观察》(《中国中医药信息杂志》2008 年第 10 期）中已有论及，便不赘述。

第十二章　精神疾病

78. 益气滋阴、固卫敛汗、疏肝安神法治疗焦虑症、多汗症

患者女性，38 岁，已婚，公司文员，住深圳市宝安区西乡街道，黑龙江省齐齐哈尔市人。2008 年 12 月 11 日初诊：

【主诉】　手足心汗出伴肢冷、心慌、头晕、眼花 1 年多。

【现病史】　患者近 1 年多来，持续手足心汗出，即便天冷亦手心汗出如珠，心慌，胸闷，头晕困重，眼花，失眠，心烦易激动，项强，肢末发凉，遇天冷色青，饮食正常，二便调。

月经如期，量少，通常 1 天干净，经行夹瘀，有时经色淡红。

【体格检查】　心率 92 次/分，节律齐，未闻及心脏杂音。舌质淡红，舌苔薄白，脉细。

【实验室检查】　甲状腺激素 5 项检查：均在正常范围。

【其他检查】　心电图检查：正常心电图。

【诊断】　中医诊断：1. 自汗（气虚兼郁）；2. 心悸（心肾不交）。西医诊断：1. 多汗症；2. 焦虑症。

【治疗】　益气滋阴，固卫敛汗，疏肝安神。处方：黄芪 30g，太子参 30g，北沙参 30g，浮小麦 40g，白术 10g，茵陈 15g，生麦芽 15g，白芍 10g，煅龙骨 30g，煅牡蛎 30g，酸枣仁 10g，柏子仁 10g，防风 10g。3 剂，

每日 1 剂，水煎 3 次，温服。另予益气维血颗粒 10g，1 日 3 次，口服。

患者服药后自汗等症均有不同程度减轻，宗上方加减续服 5 剂，病瘥。

【按】

从症状和病情演变来看，该患者手足心汗出仅为焦虑症的一个症状，病初乃肝气郁结引起，继则气虚——气阴俱虚，最终发为心肾不交。故治疗予益气滋阴，固卫敛汗，疏肝安神。方中黄芪、太子参、北沙参、浮小麦、白术、防风、煅龙骨、煅牡蛎、酸枣仁、柏子仁等皆对症施用之药，已在其他自汗案例中阐释其作用，此处只对茵陈、生麦芽之功用稍作说明，近代中西医汇通大家张锡纯氏对此二物运用尤有心得，谓茵陈气味辛香微苦，性微寒，采之春季，秉少阳初生之气，原与少阳同气相求，其性似柴胡而力更柔和，是以善清肝胆之热，兼理肝胆之郁，凡体弱阴虚不任柴胡之升散者，皆可以茵陈代之。生麦芽性平，味微酸，虽为脾胃之药，而实善舒肝气，唯须生用，炒者无效。盖肝于时为春，于五行为木，原为人身气化之萌芽，麦芽与肝同气相求，故善舒之。[1] 余受此启发，常以二味取代柴胡广泛用于脾、胃、肝、胆、肠及高脂血症、高血压等而有肝郁或肝胆湿热者，皆有妙效。该患者虽以自汗为主症，而病机仍兼肝郁，故用之亦能却病。

【参考文献】

[1] 张锡纯. 医学衷中参西录 [M]. 王云凯，李彬之，韩煜，重校. 石家庄：河北科学技术出版社，2006：306~307.

第十三章　造血系统疾病

79. 益气健脾、养血生血法治疗低色素小细胞性贫血并慢性胃炎

患者女性，38岁，已婚，工人，住深圳市宝安区松岗街道，广西壮族自治区陆川县人。2007年12月22日初诊：

【主诉】　头晕1个月。

【现病史】　患者1个月来头晕眼花，左侧卧位尤甚，严重时伴恶心，否认头痛，夜卧不宁，时而胃脘痞胀，纳食不馨，二便调。

【既往史】　有贫血、慢性浅表性胃炎史，未根治。

【体格检查】　面色苍白无华，精神萎靡，唇色淡白，心率93次/分，律齐，未闻及心脏杂音，腹平软，胃脘按之痞硬，舌质淡红，舌苔薄白，脉细缓。

【实验室检查】　血常规：红细胞4.1×10^{12}/L，血红蛋白94g/L，红细胞比积28.8%，平均红细胞体积71.8fl，平均红细胞血红蛋白量23.4pg，余项正常。

【诊断】　中医诊断：1. 眩晕（血虚）；2. 心下痞（脾气虚）。西医诊断：1. 低色素小细胞性贫血；2. 慢性浅表性胃炎。

【治疗】　益气健脾，养血生血。处方：黄芪30g，党参30g，葛根30g，丹参30g，枸杞子15g，熟地黄15g，当归10g，白芍10g，川芎10g，三七

10g，珍珠母 20g，茯苓 10g，蔓荆子 10g。7 剂，每日 1 剂，水煎 3 次，温服。

2008 年 1 月 9 日二诊：

上药服完 1 剂，头晕即缓解，因务工未能及时复诊。现头痛、胃痛，贫血貌同前。

上方去三七、珍珠母、蔓荆子，加瓦楞子 15g，制酸止痛。5 剂，煎服法同上。患者服药后头痛、胃痛基本缓解，唯贫血仍需假以时日调理。

【按】

本案之心下痞源自脾虚，脾虚化生血液不足而血虚，血虚不能上荣，是以眩晕，治予补气生血，皆属寻常疗法，并无蹊跷。略需强调的是本病之西医诊断。

关于贫血的诊断，对大医院专科医生不是难事，而基层医院的医生则未必尽悉。临床通常根据不同的发病机制和血液细胞形态学的特征进行分类。前者可分为造血不良、红细胞过度破坏和失血三类。后者根据红细胞平均体积与红细胞平均血红蛋白浓度的形态学特点，分为正常细胞型、小细胞低色素型、大细胞型三类。其中，小细胞低色素型贫血是由于红细胞中血红蛋白合成障碍所致，表现为血红蛋白、红细胞平均体积和红细胞平均血红蛋白浓度降低。多见于缺铁性贫血，铁粒幼细胞性贫血，各种海洋性贫血和某些血红蛋白病等。而正常细胞型贫血则是红细胞平均体积及红细胞平均血红蛋白浓度均在正常范围内，少数可稍低于正常。多见于急性失血性贫血，再生障碍性贫血，慢性感染、炎症、肾衰竭、肝病、内分泌障碍、恶性肿瘤等引起的继发性贫血及溶血性贫血等。大细胞型贫血乃红细胞平均体积及红细胞平均血红蛋白浓度均高于正常范围。多见于叶酸、维生素 B_{12} 缺乏以及其他原因或代谢障碍引起的巨幼细胞贫血等。[1]

【参考文献】

[1] WATERBURY L. 美国名医诊断手册. 血液病学 [M]. 天津：科技翻译出版公司，2001：4～5.

80. 补气生血法治疗缺铁性贫血、小细胞低色素性贫血

患者女性，37 岁，已婚，工人，住深圳市宝安区石岩街道，贵州省个旧市人。2007 年 12 月 7 日初诊：

【主诉】 头晕 7 个月。

【现病史】 患者今年 5 月无明显诱因下出现头晕，头胀痛，腰背酸痛，时而面部浮肿，心慌，上腹胀满，饮食如常，二便调，夜卧多梦。

月经 18 岁初潮，约 30 天一至，每次行经持续 6～7 天，末次月经 2007 年 11 月 26 日，经量多，经色暗，有大块瘀血，经期无腹痛。

【体格检查】 面色萎黄，唇舌色淡，舌苔薄白，脉细缓。

【实验室检查】 2007 年 12 月 6 日血常规检查：白细胞 1.8×10^9/L，粒细胞区细胞绝对数 0.8×10^9/L，粒细胞区细胞比值 42.6%，淋巴细胞区细胞比值 44.5%，红细胞 3.6×10^{12}/L，血红蛋白 79g/L，红细胞比积 25.30%，平均红细胞体积 70.3fl，平均红细胞血红蛋白量 21.9pg，平均红细胞血红蛋白浓度 312g/L，红细胞分布宽度变异系数 0.152，余项正常。

2007 年 12 月 7 日生化 28 项检查：血清铁（IRN 比色法）3.30μmol/L，低密度脂蛋白胆固醇（化学法）2.02mmol/L，余项正常。

【诊断】 中医诊断：虚劳（血虚）。西医诊断：1. 缺铁性贫血；2. 小细胞低色素性贫血。

【治疗】 补气生血，注重中药补铁。处方：黄芪 30g，党参 30g，山药 30g，炒白术 10g，茯苓 10g，代赭石 45g，川芎 12g，熟地黄 20g，当归 10g，白芍 10g，鸡血藤 15g，三七 6g，炙甘草 7g。5 剂，每日 1 剂，水煎取液 100ml，温服，日煎服 3 次。

嘱患者多食动物肝脏以补铁。

2007 年 12 月 13 日二诊：

患者服药后头痛、头晕、心慌缓解，面浮肿减轻，上腹仍胀满，舌质淡红，舌苔薄白，脉缓。补述有胃炎史。

12 月 7 日贫血 3 项检查：铁蛋白（化学发光法）：3.08ng/ml，维生素 B_{12}（化学发光法）351.4pg/ml，叶酸（化学发光法）9.18ng/ml。

治疗按上方加山楂10g，神曲10g。5剂，煎服法同上。

2007年12月18日三诊：

头晕止，偶感心慌，上楼或劳动乏力，舌质淡红，舌苔薄白，唇色转红润，脉缓。守上方7剂。

患者按上方续服1月，诸症平复，血常规检查各项指标正常。

【按】

缺铁性贫血是体内合成血红蛋白的贮存铁缺乏，导致血红素合成量减少所引起的贫血，其特点为骨髓、肝、脾等组织器官中可染铁缺乏，血清铁浓度、运铁蛋白饱和度和血清铁蛋白浓度降低，典型的呈小细胞低色素性贫血。

铁是人体必需量最多的微量元素，存在于所有细胞质内。在体内主要参与血红蛋白的合成和氧的输送与氧化还原反应，构成多种含铁酶参与一些生物化学过程。铁过量与缺乏都对人体健康不利。该患者实验室检查血清铁、铁蛋白、红细胞血红蛋白含量明显减少，红细胞形态亦明显偏低，且有明确的贫血临床表现，故符合缺铁性贫血、小细胞低色素性贫血之诊断标准。

从中医学言之，本病属"虚劳"范畴。病机为脾虚肝郁，精血不足。盖血由营气和津液构成，赖脾胃运化水谷精微而滋生。脾胃纳运功能强弱与否、饮食营养均衡与否，可直接影响血液的生成。若脾胃纳运功能失健或饮食营养失衡，则化血不足或血质不全而致血虚。血虚不足以养心益脑，故心慌、头晕、头痛、夜卧多梦。血虚失荣，故面色萎黄，唇舌色淡，舌苔薄白，脉细缓。脾气虚，统血失职，肝气郁，血行瘀滞，故面部浮肿，上腹胀满，经量多，经色暗而夹瘀。肾藏精，精化血，《诸病源候论·虚劳病诸候下》谓："精者，血之所成也。"[1]《景岳全书·血证》又谓："血即精之属也。"[2]精血俱虚，无以滋养腰背肌肉筋经，故局部酸痛。治疗总宜补气生血。方中黄芪、党参、山药、炒白术、茯苓、炙甘草，健脾补气生血，药理研究显示，黄芪、党参均有增加兔红细胞数和血红蛋白浓度、缓解缺铁性贫血症状的作用。代赭石为三方晶系赤铁矿Hematite的矿石，主含三氧化二铁，张锡纯谓其"能生血，兼能凉血。"[3]可直接补充血液中的铁不足，促进红细胞和血红蛋白的新生。熟地黄、当归、鸡血藤、白芍、川芎养血补血活血。研究显示，熟地黄能促进小鼠骨髓造血系统和多能造血干细胞（CFU-S）的增殖、分化，增加内源性和外源性脾结节数以及小鼠骨髓红系造血祖细胞（CFU-E）生成有关的红系集落个数。[4]当归多糖（AP）可直接或间接刺激造血微环境中的巨噬细胞、淋巴细胞等，使其分泌较高活性的红系造血调控因子，进而促进造血微环境中的基质细胞表达和分泌粒单系集落刺激因子（GM-CSF）、IL-3 等造血生长因子，促进人早期骨髓造血细胞发生。[5]鸡血藤可升高红细胞、血红蛋白、红细胞比积和红细胞分裂指数，对早期红系祖细胞（BFU-E）和晚期造血红系祖细胞（CFU-E）的增殖有明显刺激作用。[6]白芍总苷能抑制人红细胞渗透性溶血，抑制 H_2O_2 引起的溶血反应和 H_2O_2 引起的红细胞还原型谷胱甘肽的降低及脂质过氧化的增多。三七活血祛瘀，与川芎、当归一样，皆能降低血黏度，抑制血小板聚集。以血虚者常因血脉空虚而血行瘀涩，故治疗缺铁性贫血，亦需于补血药中加入当归、川芎等补血和营、活血行气之品，使补血而不滞，活血而不伐。临床和实验检测表明，本方能显著改善缺铁性贫血患者症状，提高红细胞及血红蛋白浓度，增加血清铁及血清铁蛋白含量，是治疗缺铁性贫血的效方。

【参考文献】

[1] 隋·巢元方．诸病源候论·虚劳病诸候下［M］．北京：人民卫生出版社，1955：25．

[2] 李志庸整理．张景岳医学全书·景岳全书［M］．北京：中国中医药出版社，2005：1246．

[3] 张锡纯．医学衷中参西录［M］．石家庄：河北人民出版社，2006：270．

[4] 袁媛，侯士良，连天顺，等．怀地黄补血作用的实验研究［J］．中国中药杂志，1992，17（60）：366．

[5] 郑敏，王亚平．当归多糖对人髓系多造血祖细胞增殖分化的影响及其机理研究[J]．解剖学杂志，2002，（2）：105．

[6] 陈宜鸿，刘屏，张志萍．鸡血藤对小鼠红细胞增殖的影响［J］．军医进修学院学报，1999，20（1）：12～13．

第十四章　风湿性疾病

81. 从脾肾阳虚辨证治疗弥漫性硬皮病

（注：本文复诊日期实为阶段小结）

患者女性，33 岁，已婚，干部，住深圳市宝安区新安街道，广东省紫金县人。1998 年 10 月 13 日初诊：

【主诉】　全身皮肤硬化进行性加重 3 年。

【现病史】　患者于 1995 年 11 月发现自身皮肤变硬，先自胸腹，渐延四肢、面颈，初时肤色苍白，遇冷即紫，日久变为蜡黄，失去弹性，关节僵硬，以肘和掌指关节明显。先后多次到上海、北京、广州求治，病情未能控制。遂抱一试之心延余诊治。余询其症，谓胸闷，畏寒，遇冷则皮肤迅速变紫，纳谷不馨，大便稀溏，月经量多，色红，夹瘀，经期延长，历旬日左右。素体健康，唯 1992 年 4 月行人工流产术致大出血在某医院输血，过程中出现皮肤瘙痒，经对症治疗消失。

【体格检查】　患处皮肤蜡黄，板硬如革，不易捏起，双肘、膝关节屈伸不利，十指末节缩短，指关节僵硬若鹰爪，指端溃疡，经久不愈，面容呆板，口眼张合受限，周身绷急如捆绑样，舌质淡嫩，舌体胖瘦适中，舌苔薄白，脉沉缓。

综观证情，患者病在皮肤，根在脏腑，病因不明，病机关键在脾肾阳虚，经脉凝涩，肌腠失养，骨骼失充。

【诊断】 中医诊断：皮痹（脾肾阳虚）。西医诊断：弥漫性硬皮病。

【治疗】 宜健脾温肾，养血通络，软坚散结。刻下，深圳天气温暖，患者阳虚体征并不明显，故治疗以益气健脾，温通血脉为先。处方：党参30g，黄芪30g，炒白术10g，陈皮10g，白豆蔻10g（后下），山药30g，桂枝10g，赤白芍各10g，熟地黄15g，枸杞子15g，当归10g，炙甘草10g。每日1剂，水煎取液100ml，温服，日煎服3次。嘱患者勿在空调下久驻。同时，做Ig、ESR、ASO、RF、抗SS-A抗体、抗SS-B抗体、抗Scl-70抗体、抗核抗体、肝肾功能及全胸、双肘关节、双掌指骨、双膝关节X片和食管吞钡检查。

1998年10月30日复诊：

患者取药后因行经未服，经前腹痛，经色红，夹少许瘀块，历9日方尽。服药7剂后纳食转旺，大便成形。时下天气渐凉，患者晨起觉四末逆冷青紫，小便频数量多，皮肤硬化及舌象同上。实验室检查：IgA 4.20g/L，IgG 10.60g/L，IgM 1.50g/L，ESR 9mm/h，ASO、RF、抗SS-A抗体、抗SS-B抗体、抗Scl-70抗体、抗核抗体均为阴性，肝肾功能正常。X片示左拇指末节变尖，左示指末节骨质大部分吸收消失，左小指第2节变短，心、肺、膈、食管吞钡、肘膝关节及各骨骼形态正常。证候变化显示益气健脾方药已初见成效，唯天凉患者阳虚寒凝征象凸现，故治疗应着重温肾壮阳，养血活血，通络散结。药宜内外并施，食疗相协。内服方：制鳖甲10g，沙苑子10g，枸杞子10g，菟丝子10g，龙眼肉10g，巴戟天10g，熟地黄10g，细辛4g，锁阳10g，阿胶10g（烊化），当归12g，赤白芍各12g，桂枝10g，生牡蛎15g，白僵蚕15g，芒硝10g（冲服）。煎服法同上。食疗方：①鹿茸3g，冬虫夏草5g，田七6g，冰糖适量，每日1剂，入瓷盅隔水文火久炖，晚睡前连渣服下，②紫河车1具，瘦猪肉适量，一同绞碎，加葱、姜、食盐和匀，为丸食之，每周1料。③野鳖（人工饲养者不用）1斤左右1个，炖食，每周2个。浸泡方：朴硝200g，皂角刺200g。用法：水一大锅，加入皂角刺，大火煮沸后续煮15分钟过滤，入朴硝溶化，以大盆盛之，浸泡全身半小时以上，每日1次。按此方法治疗10日，患者面、手、腹部皮肤开始软化，面色初显红润，饮食转健，大便成形，小便通畅。患者于短时间内获此殊效，分外喜悦，精神大振，治疗信心大增，续上法4个月，肢冷明显减轻，硬皮日渐软化，唯经期延长无改善，舌质淡嫩同前。其间，内服方芒硝于2个月后停用，易以白术10g，大便成形。外用方去皂角刺，疗效无降。复查肝肾功能正常，提示病变尚未累及肝肾，亦无药物性肝肾损害。

1999年3月3日复诊：

春节期间停药，节后气温渐升，患者肢节温暖，硬皮进一步软化，以面部明显，眉间皮肤有少许脱屑，眠安，纳食正常，大便稀软，小便调，舌质淡红，舌苔白润。患者阳虚寒凝症解除，治疗方案亦应调整，继续健脾温肾，养营和血，活血通络，软坚散结。脾主肌肉、四肢，运化水谷精微，化生营卫精气，脾运复健，则肌肤得养，血脉得充，血液得摄，肌腠得温，硬皮自软。处方：党参30g，山药30g，白术10g，莲米30g，白豆蔻10g（后下），鸡内金15g，沙苑子15g，枸杞子15g，熟地黄15g，当归10g，制鳖甲10g，炮甲珠10g。随症进退，持续服药70余剂。食疗因患者恶闻鱼腥，后期未再要求，随意食之。浸泡方不变。其间复查抗核抗体、抗SS-A抗体、抗SS-B抗体、抗Scl-70抗体均为阴性，C_3848mg/L，C_4245mg/L。

1999年5月20日复诊：

经过7个月治疗，患者硬皮明显软化，全身肌肉松软，捆绑感消失，仅肘和手部轻微拘急，饮食正常，大便稀软，日3次，小便调，易疲倦，每次月经仍持续10日左右，前3日量多色红，尔后逐渐量少，夹瘀，多次妇检未发现异常，查肝功能、血小板、PT、APTT、TT、Fbg均正常，舌质淡红，舌苔白稍厚，脉沉缓。揆度病情，目前要解决的问题：一是便溏，舌质淡红，舌苔白厚无改观；二是经期延长，经量多，夹瘀，虽经活血化瘀治疗，亦未改善。二者症状虽不相关，但病机均系脾胃虚弱，运化不健，统摄无权。只是虚损太久，难以速复尔。故今后治疗仍以健脾营肤为主，稍佐化瘀止血之品。处方：党参30g，黄芪30g，白术15g，山药30g，砂仁10g（后下），莲米30g，鸡内金15g，建曲10g，龙眼肉15g（另炖），枸杞子15g，田七8g，阿胶10g（烊化）。每日1剂，水煎，分3次温服。食疗由患者自行取舍。浸泡方不变。

2000年5月17日复诊：

患者因长年内服外洗中药渐生厌倦，已自行停药半年，近因右示指中指指尖溃疡、疼痛前来复诊。硬化区皮肤基本软化，肤色红润，弹性欠佳，饮食正常，二便调，眠安，月经及舌脉同前。患者目前所苦与脱疽相若，遂仿四妙勇安汤，于前方去砂仁、枸杞子、龙眼肉，加金银花、玄参各15g，甘草10g，服药15剂，溃疡愈合。复查肝肾功能正常。尔后复以健脾补中，软坚散结，化瘀止血之方，嘱患者继续服药，不可自废。盖以硬皮病之形成，往往积年累月，治疗恒非短期可愈。可以说病有多长，治有多久，总宜缓图。处方：党参30g，黄芪30g，白术15g，山药30g，莲米30g，炒扁豆30g，鸡内金15g，制鳖甲10g，白僵蚕30g，地龙50g，田七10g，赤白芍各15g。每日1剂，水煎服。食疗方：冬虫夏草、田七、红参各5g，依次逐日交替炖食，遇经期内服方及食疗方中停用田七、赤白芍。野鳖半斤1个，每周2个，炖食。浸泡方同前。患者持续用药至10月中旬，因天凉停药，2001年2月17日重新使用。

2002年3月25日复诊：

患者专程来告，上药用至2001年8月，因皮肤软化良好，浑身轻松未再续用。现面肤荣润，富有弹性，唯肤色稍暗红，躯干及四肢硬化区皮肤基本软化，色泽红润，指骨短缩无逆转。其后遇有闲情逸致，偶尔自取二三帖服之，随访至今，病情未再反复。

【按】

硬皮病属结缔组织病，分局限性和系统性两型。系统性硬皮病又分肢端硬化病和弥漫性硬皮病两类。前者仅限于肢端，预后较好。后者皮损累及全身，侵犯内脏，预后较差。中医谓之"皮痹"。

皮痹出自《素问·痹论》。现代医学对其病因尚不明了，一般认为与血管异变、免疫紊乱、胶原代谢异常有关，外伤、感染亦可诱发。该患者发病前身体健康，无明显诱因可循，唯有"人流"输血一因可征。由此推测，"人流"损伤、输入血液中所含某些特异成分，直接或间接促使体内成纤维细胞增殖，合成胶原能力增强，或许是引起皮肤、脏器硬变的原因之一。就中医而言，余认为，其证既在痹证之列，其因自不越乎风、寒、湿三者；病机根本在乎脾肾阳虚，卫气不固，腠理不密，分肉失温，风寒湿邪乘虚侵袭，客于肌肤之间，化为寒痰浊血，流注肤腠脉胳，致营卫不和，气血凝涩，发为皮痹；久之寒湿合风邪内侵，累及脏腑，发为脏腑之痹。该患者证候演变基本符合这一病机变化特征。

温补脾肾，养营和血，通络散结，是行之有效的治疗方法。余在本病的治疗中，尤其注重因时、因人制宜，顺应季节气候变化对人体阳气强弱的影响，依次予以健脾——温肾——补中，且始终注意辅之养营和血，通络散结，以攻补兼施，标本兼治。食疗及药物浸泡与内服汤药一样，具有同等重要的治疗作用。紫河车、野鳖皆为血肉有情至阴至柔之品，不仅可以益精血，补五脏，充形神，泽皮毛，而且还能化瘀消癥，软坚散结，与鹿茸、冬虫夏草、人参之属同食，正好寒温既济，相互制约其过寒过燥之偏性，可谓相得益彰。平人食之，强身健体，养颜延年；患者食之，去羸还形，软皮泽肤，于硬皮病者自多裨益。朴硝又名皮硝，顾名思义，可以消薄皮肤。《本草纲目》谓之"能消化诸物……凡牛马诸皮须此治熟，故今俗有……皮硝之称。"民间以之适量饲猪，可使猪之糙皮薄嫩。人以之浸身，亦自然可令硬皮薄软，只是每次浸泡务必在半小时以上，否则，药物难以渗入皮肤发挥作用。

特别提示，硬皮病治疗必须缓图。疗程越长，疗效越佳。医者、患者均要有耐心，欲速则难达。

第十五章 眼科疾病

82. 疏风清热解毒、凉血活血散结治疗睑腺炎

患者男性，26岁，未婚，工人，住深圳市宝安区新安街道，福建省上杭县人。1995年11月6日初诊：

【主诉】 右上眼睑缘生红色丘疹3天。

【现病史】 患者3天前无诱因下右上眼睑缘生红色硬结，局部微痒疼痛，右目畏光，饮食、二便正常。

【体格检查】 右上眼睑缘浮肿，硬结色红，压之疼痛，舌质红，舌苔薄黄，脉弦。

【诊断】 中医诊断：针眼（胞睑风热）。西医诊断：睑腺炎。

【治疗】 疏风清热解毒，凉血活血散结。处方：金银花15g，紫花地丁15g，牛蒡子10g，桑叶10g，赤芍15g，路路通10g，炮甲珠10g，防风10g，蝉蜕8g，薄荷8g。5剂，每日1剂，水煎取液100ml，温服，日煎服3次。药尽红肿消散。

【按】

睑腺炎又名麦粒肿，是睫毛毛囊附近的皮脂腺或睑板腺的急性化脓性炎症。以睑缘出现硬结、红肿、疼痛、继之形成黄色脓点为主症。多系睑缘感

染金黄色葡萄球菌引起。

祖国医学称为土疳、土疡、针眼、偷针。病因病机为外感风热毒邪，或过食辛热炙煿，脾胃蕴积热毒，循经上攻，气血凝滞，壅阻胞睑；或体虚卫外不固，营卫失调，风毒侵袭胞睑，发为本病。

治疗总宜清热解毒。该患者乃风热毒邪客于胞睑，故治予疏风清热解毒，凉血活血散结。方中桑叶、防风、蝉蜕、薄荷，疏散风热，清利头目，使外袭之风热毒邪从表散而去。金银花、紫花地丁、牛蒡子，清热解毒，消散痈肿，使深入之热毒从清解而去。赤芍、路路通、炮甲珠，凉血活血，祛瘀散结，直达病所，使瘀结之硬肿从消散而去。其方既有银翘散的雏形，亦具仙方活命饮之效用，余既往以之治疗针眼，据症加减，无论壮幼、溃脓与否，皆屡试不爽。